唤醒手术手册

Handbook of Awake Surgery

主　编　中田光俊

主　译　李志强　张　捷

副主译　马　超　刘晓亮　王泽芬

人民卫生出版社

·北　京·

KAKUSEIKA SHUJUTSU KOTOHAJIME edited and written by Mitsutoshi Nakada
Copyright © 2019 Mitsutoshi Nakada
All rights reserved.
Original Japanese edition published by Chugai-Igakusha, Tokyo.
This Simplified Chinese language edition published by arrangement with
Chugai-Igakusha, Tokyo in care of Tuttle-Mori Agency, Inc., Tokyo
through Pace Agency Ltd., Jinang Su Province

图书在版编目（CIP）数据

唤醒手术手册 /（日）中田光俊主编 ；李志强，
张捷主译 . -- 北京 ：人民卫生出版社，2024. 11.
ISBN 978-7-117-36701-1

I. R614
中国国家版本馆 CIP 数据核字第 2024YS1234 号

人卫智网	**www.ipmph.com**	医学教育、学术、考试、健康，
		购书智慧智能综合服务平台
人卫官网	**www.pmph.com**	人卫官方资讯发布平台

图字:01-2021-7187 号

唤醒手术手册
Huanxing Shoushu Shouce

主　　译：李志强　张　捷
出版发行：人民卫生出版社（中继线 010-59780011）
地　　址：北京市朝阳区潘家园南里 19 号
邮　　编：100021
E - mail：pmph @ pmph.com
购书热线：010-59787592　010-59787584　010-65264830
印　　刷：北京顶佳世纪印刷有限公司
经　　销：新华书店
开　　本：787×1092　1/16　　印张：14
字　　数：323 千字
版　　次：2024 年 11 月第 1 版
印　　次：2024 年 11 月第 1 次印刷
标准书号：ISBN 978-7-117-36701-1
定　　价：198.00 元

打击盗版举报电话：**010-59787491**　**E-mail：WQ @ pmph.com**
质量问题联系电话：**010-59787234**　**E-mail：zhiliang @ pmph.com**
数字融合服务电话：**4001118166**　　**E-mail：zengzhi @ pmph.com**

译 者 名 录

（按姓氏笔画排序）

马　超　武汉大学中南医院

王泽芬　武汉大学基础医学院

刘晓亮　山东第一医科大学附属省立医院

汤　锋　武汉大学中南医院

李　欢　武汉大学中南医院

李　晨　武汉大学中南医院

李志强　武汉大学中南医院

李思睿　武汉大学中南医院

张　捷　武汉大学中南医院

张　晴　武汉大学中南医院

柯浩亮　武汉大学中南医院

徐成仕　武汉大学中南医院

潘智勇　武汉大学中南医院

编 者 名 录

■ 作者（按编写顺序排序）

中田光俊　金泽大学医药保健研究域医学系脑、脊髓功能控制学　教授

木下雅史　金泽大学医药保健研究域医学系脑、脊髓功能控制学　讲师

中嶋理帆　金泽大学医药保健研究域保健学系康复科学　助教

松久大希　金泽大学医药保健研究域医学系麻醉、重症医学　助教

冲田浩一　金泽大学附属医院康复部　语言听力康复师

中出祐介　金泽大学附属医院检验部　临床检查副技师长

油野岳夫　金泽大学附属医院检验部　临床检查技师

■ 白质解剖图供图

篠原治道　金泽大学医药保健研究域医学系脑医学科学专业功能解剖学　客座教授

前　言

我记得第一次观摩唤醒手术是在 2007 年，当时我们大学开展了一台脑胶质瘤切除术。之后大学进行的唤醒手术虽然不多，但作为脑肿瘤专科医生，每年都要实施数次唤醒手术。2013年 7 月，我拜访了法国蒙彼利埃的 Duffau 教授，参观了唤醒下脑胶质瘤切除术。这是一台既不使用手术显微镜也不使用手术导航系统，而是依靠患者在唤醒状态下对任务的反应所进行的肉眼下（macro）手术。在胶质瘤手术已经引进了许多先进医疗设备和技术的情况下，仅仅依靠患者的反应以及手术医生的知识和经验就在肉眼下进行手术，还是给我们带来了很大的冲击。唤醒手术小组的木下雅史讲师、作业治疗师中嶋理帆助教于不同时期分别在 Duffau 教授的指导下度过了留学生活。另外，语言听力康复师冲田浩一先生也前往该医院参观学习了最先进的唤醒手术。随后，我们在本医院的唤醒手术台数逐步增加。我们在唤醒手术方面的经验也只有 200 台左右，但这 200 台手术中的每一台都有发现和独特的创新。不仅是运动、感觉、语言的监测，我们还开始进行视觉功能和高级脑功能的评价。最近有很多医生从全国各地前来参观。在这种情况下，即使经验还很少，但我认为有必要给即将开展唤醒手术的医师、以及唤醒手术小组成员们编著有用的书籍，因此，我们总结撰写了本书。执笔者是本医院唤醒手术小组的成员，他们分别负责各专业领域相关的内容。为了尽可能做到简单易懂，我们插入了许多图表，使用了很多术中视频，这些可以在线观看（参见"视频指导"）。

另外，本书是带入手术室在术中遇到困难的时候很有用的书。希望参与唤醒手术相关的众多医务人员广泛阅读，如果能起到些许帮助，我们将感到无比荣幸。

在本书出版之际，我对在有限的时间内完成各自部分撰写的本院唤醒手术小组成员表示感谢。另外，对支持了金泽大学唤醒手术起步发展的林裕医生（石川县立中央医院脑神经外科部长）和已故的滨田润一郎医生（金泽大学脑神经外科前教授）表示感谢。最后，承蒙担任编辑的中外医学社佐渡真步先生、中畑谦先生的多方关照，借此机会表示衷心的感谢。

2019 年 2 月
金泽大学医药保健研究域医学系脑、脊髓功能控制学教授
中田光俊

目　　录

视 频 指 导

1. 下载"人卫图书增值"App，注册并登录，使用 App 中"扫码"功能，扫描封底二维码。
2. 揭开封底二维码，获得下方激活码，在 App 中输入并激活服务。
3. 使用 App 中"扫码"功能，扫描下方二维码即可浏览相应资源。

第 1 章　绪论

第 2 章　白质神经纤维的基础知识

第 9 章　术中唤醒手术的测试任务

第 10 章　术中唤醒手术的电生理监测

第 11 章　病例展示

第 12 章　困难与对策

第 14 章　术后检查计划

1 绪论

▶ 概述 ◀

术中唤醒技术是一种在手术中将麻醉患者唤醒,确定运动功能、语言功能、高级脑功能的部位,实时监测神经功能变化的手术方式。这是一种"安全且最大限度"地切除脑肿瘤和癫痫灶等脑实质病变的手术方法,其切除率与患者预后密切相关。脑神经外科术中唤醒技术始于19世纪末,20世纪后加拿大人 Wilder Penfield 详细报道了在癫痫外科手术中,通过电刺激确定了大脑中负责运动的区域(运动皮质)[1]。这就是在现在被广泛使用的运动皮质定位图。早期的术中唤醒手术主要用于癫痫的治疗。20世纪60年代,使用强力镇痛镇静药物开展神经阻滞麻醉后,不用气管插管在清醒状态下实施脑肿瘤手术成为可能,脑肿瘤的术中唤醒手术才得以推广。1990年,在静脉用异丙酚使麻醉管理变得更加安全之后,进一步加速了唤醒技术的普及。日本从1995年12月在脑胶质瘤切除时开始使用异丙酚,并开展了唤醒下的术中脑功能定位。伴随着磁共振成像(magnetic resonance imaging,MRI)(视频 1-1)和神经导航仪等手术辅助设备的进步,作为一种外科治疗方法,术中唤醒技术这20多年来取得了长足的发展。

日本唤醒外科(awake surgery)研究会于2003年举办了第一届研讨会,2006年到2012年着手制定了术中唤醒手术的指南。2014年唤醒手术脑功能定位列入了保险目录,同年日本唤醒外科研究会变更为日本唤醒外科学会。现在很多医院已经实施了唤醒手术,预计今后开展的医院还会增加。

一、术中唤醒技术的依据

术中唤醒下进行脑肿瘤手术的获益报道在不断增加。术中脑皮质电刺激定位有效性的 Meta 分析结果显示,与不做唤醒手术脑功能定位相比,接受唤醒手术脑功能定位的患者术后早期神经功能异常的发生率较高(11.3% vs 36%),但后期神经并发症明显降低(8.3% vs 3.4%)。此外,肿瘤全切(gross total resection)的比例在唤醒手术脑功能定位组是75%,而不做唤醒手术脑功能定位组为58%[2]。现有证据表明,术中唤醒技术能够降低术后的神经功能并发症,提高病变组织的切除率。这表明唤醒手术应该成为脑胶质瘤手术的标准治疗方法。

二、手术理念的变化

唤醒手术主要用于治疗脑胶质瘤等脑原发性肿瘤,还包括脑转移瘤、海绵状血管瘤等生长于脑内,需要对手术路径经过的大脑皮质、脑白质的功能进行确定的脑内病变。唤醒手术已成为可能,特别是胶质瘤切除术的基本观念也正在变化,在此结合个人观点做简要概述。

1. 较低级别胶质瘤(lower-grade glioma)(WHO Ⅱ、Ⅲ级)

较低级别胶质瘤多发于中青年(30~60岁),症状多表现为癫痫发作。影像诊断为Ⅱ级胶质瘤时,与动态观察相比更推荐早期手术切除,原因在于可以延长生存期、预防恶化以及切除致痫灶。此外,病灶位于额叶功能区(eloquent area)时也积极推荐术中唤醒手术[3]。报道显示,肿瘤全切比近全切除(near total resection)及次全切除(subtotal resection)能够延长生存期[4]。此外,也有观点认为超过影像病变范围将脑功能定位阴性的区域进行超范围切除(super total resection)也能获益[5]。报道显示,将Ⅲ级胶质瘤的T2高信号区域切除53%以上时可以延长生存期[6]。由于切除率与生存期密切相关,应尽可能最大限度地切除病变,当病变侵犯功能区域时,切除的范围有必要谨慎地判断。因此,应通过术中唤醒手术方式,尽量在确认保护好功能的同时最大程度地切除病灶(图1-1A)。

一旦确诊患有胶质瘤,将终生难以治愈,但低级别胶质瘤初次手术后5年以上生存期的比较多见。患者术后如果出现了脑高级功能减退,将无法进行正常的社会生活。毫无疑问,患者的术后生活质量将发生巨大的变化。因此,在首次手术时应尽可能避免损害与日常生活及社会活动相关的重要脑功能区域。

脑胶质瘤是在正常脑组织中呈浸润性生长的肿瘤,从脑组织的特点来看,通过手术完全切除肿瘤是不可能的。较低级别胶质瘤术后复发一般多见于原手术切除区域周边的T2-FLAIR高信号区。如果肿瘤是在首次手术中测试确认为阳性反应脑功能区的部位慢慢复发,当需要再次切除时,手术中会发现这部分脑区的功能被其他部位

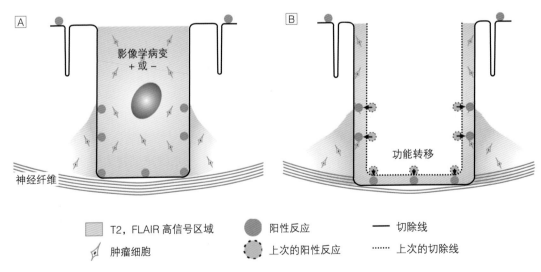

图1-1 针对交界型恶性胶质瘤的唤醒手术的理念

所代偿,常常对测试表现出阴性反应[7],这被称为通过脑的可塑性发生了脑功能转移(图 1-1B)。因此,低级别胶质瘤在临床上有实施多次手术的可能性。考虑到在长期临床过程中对患者生活质量的维持,以及有多次手术的可能性,即便让 T2-FLAIR 高信号区域的一部分肿瘤残存,也应该优先考虑保护脑功能(图 1-2)。

低级别胶质瘤患者本人的意愿及其社会生活相关背景是制定手术策略的重要因素。例如,与无工作的居家生活患者相比,对在

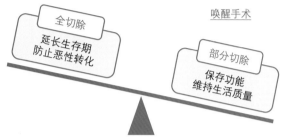

图 1-2 对低级别胶质瘤手术的考量

重要工作岗位且术后需要保持良好判断能力的患者而言,必须保留的高级脑功能就有所不同。因此,切除程度与功能保护之间的平衡需要根据不同的病例进行谨慎的决定。

2. 多形性胶质母细胞瘤(WHO Ⅳ级)

多形性胶质母细胞瘤在 60 岁以上的高龄患者中多见,多数患者会出现各种各样的神经症状。即使给予一切可能的治疗,其生存期通常不超过 2 年,很难见到长期存活患者。残存的病变必定成为复发的温床,因此需要尽可能地切除病变。如能切除 78% 以上的影像学病灶,切除率越高生存期将越长[8]。对于多形性胶质母细胞瘤是否使用术中唤醒手术仍存在争议。术前 MRI 显示环形强化病变,高度怀疑多形性胶质母细胞瘤时,有的医院不实施术中唤醒手术,也有医院结合患者的状态选择实施术中唤醒手术。反对术中唤醒术者认为:对于多形性胶质母细胞瘤患者,通过手术延长生存期比保护脑功能更为重要;此外,与低级别胶质瘤相比,多形性胶质母细胞瘤的肿瘤周围水肿明显,唤醒手术中发生脑膨出等将会明显增加手术的风险[9]。当然,术前已经有意识障碍、计划保护的脑功能区域已被侵犯时,术中唤醒手术是不适合的。对满足相关手术条件(请参照第 3 章术中唤醒手术的准备和要领)的多形性胶质母细胞瘤的病例,作者也积极实施术中唤醒手术,目的在于将强化病变周围肿瘤浸润的脑组织进行扩大切除。报道显示,将强化病变区域周围的 FLAIR 高信号区切除会延长生存期[10],强化病变区域外的白质如果为非功能区时也可以扩大切除。强化病变区域作为参照(fence post)进行全切除,对周围浸润区域进行扩大切除时,脑功能定位对确定切除范围非常有用(图 1-3)。与低级别胶质瘤不同的是,由于多形性胶质母细胞瘤患者生存期短,不能期待脑可塑性及第二次手术。由于首次手术的切除率对于术后的生存期影响大,在切除与功能保留的平衡问题上,与低级别胶质瘤相比,多形性胶质母细

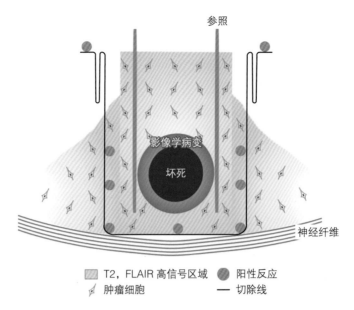

图 1-3　针对胶质母细胞瘤的唤醒手术的理念

瘤更倾向于切除。在唤醒手术过程中,即便测试为阳性反应的部位,如果有肉眼可见的肿瘤组织,选择切除可能会更好。根据作者迄今为止的经验,影像上的强化区域尚未见到测试阳性反应。但即使是多形性胶质母细胞瘤,医生也希望患者能保留日常生活中重要的运动、感觉及语言等功能。此外,考虑到患者的期望,在选择切除和保留功能的恰当平衡上十分重要(图 1-4)。

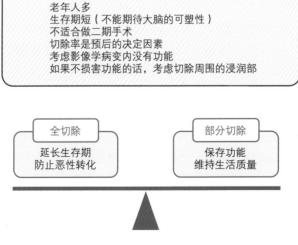

图 1-4　对胶质母细胞瘤手术的考量

三、皮质定位与皮质下定位(图1-5)

　　术中唤醒时脑功能定位分为通过脑表面电刺激的脑皮质定位,和皮质切开后电刺激白质的皮质下定位。

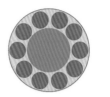

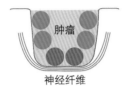

皮质定位
　确定功能部位,
　确定可进入的大脑皮质

阴性反应
阳性反应

皮质下定位
　确定功能白质神经纤维,
　寻找切除界限

肿瘤

神经纤维

图 1-5　皮质定位和皮质下定位的意义

1. 皮质定位

　　通常在进行脑皮质定位前,为了决定电刺激强度,在已明确的功能区域从 1.5mA 左右开始、予以 0.5mA 逐步递增的刺激,以确定阳性反应的刺激强度[11]。一般情况下 3~6mA 的刺激即可见阳性反应。这个步骤也可以确认电刺激装置能否正常工作。确定了刺激强度后,就可以进行皮质定位了,其目的是确定脑皮质的功能区域。阳性反应的部位表示脑皮质功能确实存在,这些区域不可以切除,需要寻找可以切除的阴性反应部位。

2. 皮质下定位

　　皮质下定位是在阴性反应的脑皮质切开后,寻找出皮质下阳性反应的部位。通过术前模拟,在推测的白质神经纤维穿行部位施加适当的测试刺激,从而确定白质神经纤维。如果有阳性反应,此处就作为切除的界限。

小贴士

　　和全身麻醉手术相比,术中唤醒手术需要更多的医疗相关工作人员参与;同时,对于有手术刀在脑内操作的术中唤醒状态的患者而言,也会有很大的精神压力。所以要牢记术中唤醒手术作为一种特殊的手术技术,危险也会随之相伴。应该在充分理解概念、意义、可为之事和不可为之事的基础上,来实施术中唤醒手术。

📖 参考文献

❶ Penfield W, Rasmussen T. The Cerebral Cortex of Man: A Clinical Study of Localization of Function. New York: Mac-Millan; 1957.

❷ De Witt Hamer PC, Robles SG, Zwinderman AH, et al. Impact of intraoperative stimulation brain mapping on glioma surgery outcome: a meta-analysis. J Clin Oncol. 2012; 30: 2559-65.

❸ Aghi MK, Nahed BV, Sloan AE, et al. The role of surgery in the management of patients with diffuse low grade glioma: a systematic review and evidence-based clinical practice guideline. J Neurooncol. 2015; 125: 503-30.

❹ McGirt MJ, Chaichana KL, Attenello FJ, et al. Extent of surgical resection is independently associated with survival in patients with hemispheric infiltrating low-grade gliomas. Neurosurgery. 2008; 63: 700-7; author reply 7-8.

❺ Yordanova YN, Moritz-Gasser S, Duffau H. Awake surgery for WHO Grade Ⅱ gliomas within "noneloquent" areas in the left dominant hemisphere: toward a "supratotal" resection. Clinical article. J Neurosurg. 2011; 115: 232-9.

❻ Fujii Y, Muragaki Y, Maruyama T, et al. Threshold of the extent of resection for WHO Grade Ⅲ gliomas: retrospective volumetric analysis of 122 cases using intraoperative MRI. J Neurosurg. 2018; 129: 1-9.

❼ Southwell DG, Hervey-Jumper SL, Perry DW, et al. Intraoperative mapping during repeat awake craniotomy reveals the functional plasticity of adult cortex. J Neurosurg. 2016; 124: 1460-9.

❽ Sanai N, Polley MY, McDermott MW, et al. An extent of resection threshold for newly diagnosed glioblastomas. J Neurosurg. 2011; 115: 3-8.

❾ 藤井正純. 覚醒下手術の実施: 言語機能温存を中心に. 脳神経外科速報. 2017; 27: 1021-9.

❿ Li YM, Suki D, Hess K, et al. The influence of maximum safe resection of glioblastoma on survival in 1229 patients: Can we do better than gross-total resection? J Neurosurg. 2016; 124: 977-88.

⓫ Kayama T. The guidelines for awake craniotomy guidelines committee of the Japan awake surgery conference. Neurol Med Chir. 2012; 52: 119-41.

（柯浩亮　王泽芬 译　李志强　张捷 审）

2 白质神经纤维的基础知识

中田光俊

▶ 概述 ◀

要理解脑功能定位,必须首先明白皮质的功能定位以及白质神经纤维的走行和功能。一般来说,皮质切除后功能代偿的产生比较容易,而白质损伤后的代偿相对较难[1]。因此,在实施术中唤醒手术时,必须要熟知白质神经纤维的走行和功能。

白质神经纤维在手术中无法识别,但通过弥散张量纤维束成像(diffusion tensor tractography)可以详细描绘出来。这些可视化技术促进了对白质神经纤维定位和识别的理解(图 2-1,视频 2-1)。所描绘出的白质神经纤维和 1956 年 Klingler 基于白质神经纤维解剖技术在尸体脑组织上肉眼观察到白质纤维是一致的(图 2-2)。

白质神经纤维可分为三类(图 2-3)。联络纤维(association fiber)是连接同侧大脑皮质不同区域的纤维,投射纤维是连接大脑皮质与大脑以外的纤维,连合纤维(commissural fiber)是连接左右大脑皮质对应区域的纤维。在这当中,皮质下定位的对象是联络纤维和投射纤维。表 2-1 总结了具有代表性的白质神经纤维的走向和功能,以及受损时出现的症状。

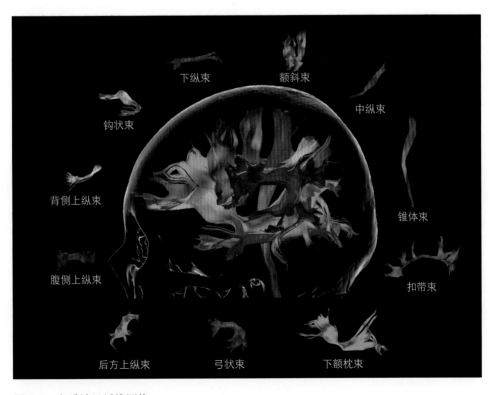

图 2-1　白质神经纤维网络

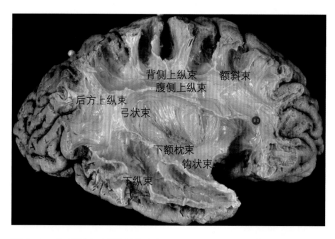

图 2-2 白质神经纤维的解剖

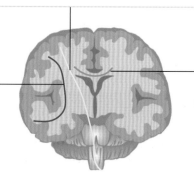

投射纤维（projection fiber）
连接大脑皮质和大脑以外（间脑、脑干、小脑、脊髓）的纤维，
例如：锥体束、感觉通路

联络纤维（association fiber）
连接同侧大脑皮质间
不同区域的纤维

连合纤维（commissural fiber）
左右大脑皮层的
连接对照部位的纤维
例如：胼胝体、前联合、后联合

图 2-3 白质神经纤维的种类

表 2-1 主要白质神经纤维及其功能

纤维名称	起止	功能	损伤引起的症状
锥体束	运动区 - 脊髓	运动	偏瘫
感觉通路	脊髓 - 感觉区	感觉	感觉障碍
视辐射	外侧膝状体 - 枕叶	视觉	1/4 盲,同侧偏盲
背侧上纵束	下尾侧顶叶皮质 - 背外侧额叶皮质	视空间认知,行为,工作记忆	单侧空间忽略,失用,视觉运动失调,工作记忆障碍
腹侧上纵束	缘上回 - 额叶皮质	视空间认知,构音,听觉理解	单侧空间忽略,构音障碍,听觉理解障碍
后方上纵束	缘上回,角回 - 颞叶	听觉,理解,词汇检索,朗读	听觉的理解障碍,失读
弓状束	韦尼克区 - 布罗卡区	语言	语言性错语,音素性错语,复述障碍
下纵束	枕叶 - 颞叶	视觉认知	视觉失认,相貌失认,失读

续表

纤维名称	起止	功能	损伤引起的症状
下额枕束	枕叶 - 额叶	语言,注意	语义性错语,注意障碍
额斜束	布罗卡区 - 辅助运动区	说话开始,流畅性,运动控制	流畅性障碍,运动控制障碍
额叶纹状体束	尾状核 - 辅助运动区	说话开始,运动控制	流畅性障碍,运动控制障碍
扣带束	扣带回	注意,执行功能	认知、注意、记忆、执行功能下降
钩状束	额叶 - 颞叶	情感	未知
中纵束	颞上回 - 顶叶	视听觉统合	未知

一、电刺激产生的症状

功能不同的白质神经纤维在电刺激下表现出来的症状见**表 2-2**[2,3]。电刺激能够引起功能网络的中断从而出现功能障碍;另一方面,电刺激也能激活功能网络而诱发出对应功能。

表 2-2　直接电刺激发现的症状

运动感觉系统	症状
锥体束	与部位局部一致的对侧肌肉收缩
躯体性感觉纤维	与部位定位一致的异常感觉
额斜束,额纹状体束	停止发声,运动开始和控制的障碍
视觉系统	**症状**
视辐射	抑制现象(缺损,视物模糊)和兴奋现象(闪光),或幻视
背侧、腹侧上纵束	单侧空间忽略
下纵束	视觉失认
语言系统	**症状**
弓状束	音素性错语,构音障碍,复述障碍
后方、腹侧上纵束	听觉的理解障碍、命名性失语
下额枕束	语义性错语
下纵束	失读
高级脑功能系统	**症状**
弓状束,上纵束,带状束	心智化障碍
多个皮质和神经纤维	多系统障碍(工作记忆、注意功能、执行功能、意识等)

二、主要的白质神经纤维

运动、感觉功能由左右大脑半球分别、等同地承担着,而高级的脑功能则分别由左右大脑半球不等同地、以一侧为主承担,这被称为脑的偏侧化,高级脑功能中语言中枢是典型的例子。为了理解白质神经纤维,需要掌握关于脑的偏侧化的相关知识。此外,脑的偏侧化包括了左右大脑在功能上的不同优势,也包含了构造上的左右不同。本章主要叙述前者,以下将概述代表性的神经纤维。

1. 锥体束(图 2-4,视频 2-2)

走行:从大脑皮质的运动区发出,经脊髓到达骨骼肌。约占整体的 2/3 的纤维由大脑背侧的中央前回发出,剩余的 1/3 由顶叶腹侧发出。锥体束(pyramidal tract,PT)也叫做皮质脊髓束。运动皮质从半球内侧到外侧为下肢、上肢、手指、颜面及舌体的分区。锥体束纤维中也存在分区,在内囊、大脑脚、锥体和脊髓中都有明确的分区。在延髓,大部分纤维在锥体交叉进入对侧,汇聚成皮质脊髓侧束在脊髓侧索后部下行,剩余的纤维下行成为皮质脊髓前束。此外,在锥体交叉,大脑皮质的上肢区域的纤维束比下肢区域的纤维束更早进入对侧。

功能:传递随意运动的指令。

损伤时的症状:锥体束损伤时身体会出现锥体束征的症状(痉挛性瘫痪、腱反射亢进、病理反射阳性及腹壁反射消失)。当皮质损伤时,区域对应的身体部分就会出现瘫痪症状,下行纤维束受损则会出现半身瘫痪症状。

电刺激时的症状:唤醒手术中电刺激锥体束时,当刺激皮质相邻的皮质下区域,对

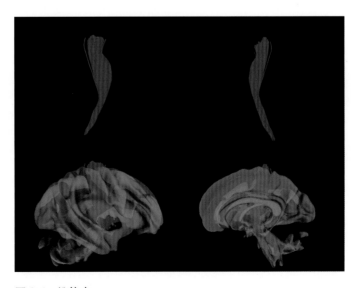

图 2-4 锥体束

侧身体对应部位的肌肉发生收缩。刺激下行的锥体束时,会出现伴随肌肉紧张性亢进的不随意运动。

偏侧化:左右对称性地负责对侧的功能。

最新的观点:对于包含锥体束在内的中央沟附近的手术而言,术中电刺激监测的作用是有限的。对于中央沟附近的多形性胶质母细胞瘤,在唤醒手术监测运动、语言功能的同时,结合功能 MRI、弥散张量纤维束成像、躯体感觉诱发电位(somatosensory evoked potentials,SSEP)、皮质脑电图(electrocorticogram,ECoG)等各种神经影像及监测技术,利用各自的优势,可以实现以前不可能做到的功能最大保留和最大限度地切除病灶[4]。

2. 感觉通路(图 2-5,视频 2-3)

走行:从脊髓发出经过丘脑到达大脑皮质的躯体感觉中枢。感觉通路中浅表感觉(痛觉、温度觉、触觉)的传递通过脊髓丘脑束,深部感觉(位置觉、运动觉、震动觉)通过后索、内侧纵束两个途径传递。从背根进入脊髓后角的刺激,沿着脊髓丘脑束在对侧的前侧索上行,而后索、内侧纵束的传递是从脊髓背根进入同侧后索,上行至延髓后进入对侧,经过丘脑腹外侧核及内囊后肢到达中央后回。感觉通路和锥体束一样有着与身体部位对应的神经纤维通路。

功能:把身体各个部位的感受器接受到的躯体感觉传递到大脑。

损伤时的症状:皮质损伤时在身体局部对应的区域会产生感觉障碍。作为中继站的丘脑发生病变时,极有可能出现严重的感觉障碍。一旦出现感觉障碍,比如失去视觉信息,则无法操作物体。一般而言,出现中度以上的浅表感觉障碍,手的使用频率就会下降,烫伤或受外伤的风险就会增加。出现上肢手指的深感觉障碍时,手的使用就

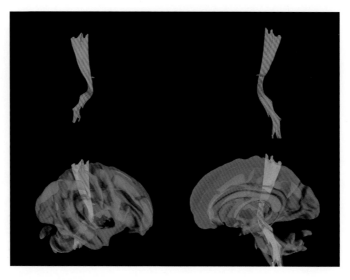

图 2-5 感觉通路

会降低,无论是否伴有瘫痪,手常常难以正常使用。此外,下肢深感觉障碍时,走路、开车等将变得困难,对社会生活带来很大的影响。感觉通路一旦受损,遗留感觉障碍的可能性很高。

电刺激时的症状:电刺激能诱发皮质及皮质下对应的身体局部区域的麻木等异常感觉,可以通过患者描述的感觉来确定感觉通路。

偏侧化:左右平等地负责对侧的功能。

最新的观点:大脑受损后的再生方面,白质比皮质更困难,其中特别是感觉通路受损后恢复非常困难。因此,通过术中唤醒来进行术中感觉通路监测,对于术后功能的保护是有用的[5]。

3. 视辐射(图2-6,视频2-4)

走行:视辐射(optic radiation,OR)是由外侧膝状体发出的视神经纤维,到达同侧枕叶的视觉区。参与视野上半部信息传递、从外侧膝状体外侧部发出的视辐射在颞叶从侧脑室前方至外侧迂回走行,被称为 Meyer 袢(Meyer's loop),最后到达枕叶距状沟下方的舌回。参与视野下半部的视辐射在顶叶分散开,到达距状沟上方的楔叶。

功能:视觉的通路。

损伤时的症状:颞叶 Meyer 袢受损以及进入舌回的纤维受损时,两眼视野的对侧上 1/4 象限失明。顶叶中穿行的视辐射上部纤维或者到达楔叶皮质的纤维受损时,则出现对侧下 1/4 象限失明。

电刺激时的症状:电刺激能诱发对应区域闪光、缺损、出现红色等症状,从而确定视辐射的走行。

偏侧化:左右平等地负责对侧的视觉功能。

最新的观点:在视辐射附近的肿瘤切除术中,采用唤醒进行术中电刺激与使用视

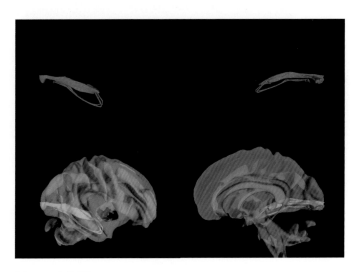

图 2-6　视辐射

觉诱发电位(visual evoked potential,VEP)的比较显示[6],电刺激能诱发出症状时,刺激点与视辐射的距离在 10mm 以内,唤醒手术下功能保留的概率在 50%。肿瘤和视辐射的距离小于 8mm 时,术后会出现视觉障碍。此外,当肿瘤局限在视辐射内时,可能检测出 VEP,但术中电刺激未诱发出症状。

4. 上纵束

这是白质神经纤维束群中分布最广的纤维群。上纵束(superior longitudinal fascicle,SLF)在左右大脑半球中的主要作用不同,在左侧大脑半球主要是言语相关网络,而在右侧半球主要是包括视空间认知的注意功能网络。既往有关上纵束的分类不是很清楚,作者结合迄今为止的报告,结合解剖、功能等将其分为以下 4 种纤维群,便于理解和临床应用(图 2-7、2-8)[7]。

① 背侧上纵束(图 2-9,视频 2-5)

走 行:背侧上纵束(dorsal SLF)也就是原分类中的上纵束Ⅱ(SLF Ⅱ)或弓状束前束。该纤维束从包含角回的顶下小叶开始,到达额上回、额中回[布罗德曼皮质区(Brodmann area,BA)6,8,46]。

功能:背侧上纵束负责的最重要功能是视空间认知功能,特别是右侧大脑半球与此相关。其中,左背侧上纵束对于工具的使用,尤其是使用工具时身体的活动相关联。此外,因为左背侧上纵束终止于在文字书写时发挥重要作用的左额中回后部(称为文

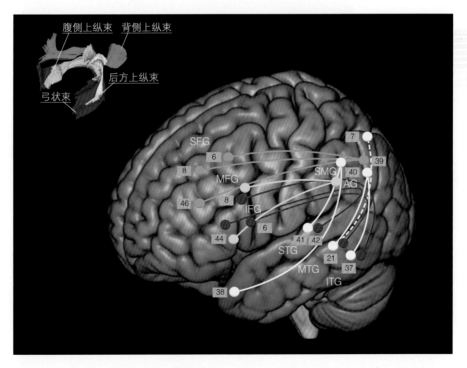

图 2-7　上纵束的走行。阿拉伯数字为 Brodmann 分区编号。AG,角回;IFG,额下回;ITG,颞下回;MFG,额中回;MTG,颞中回;SFG,额上回;SMG,缘上回;STG,颞上回

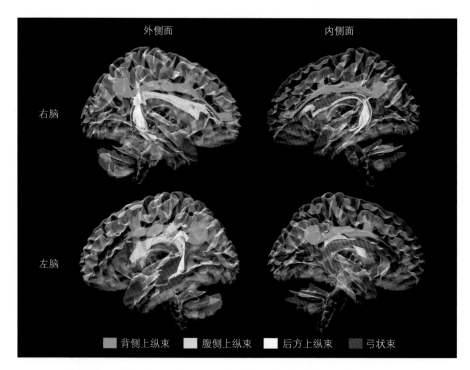

图 2-8　上纵束

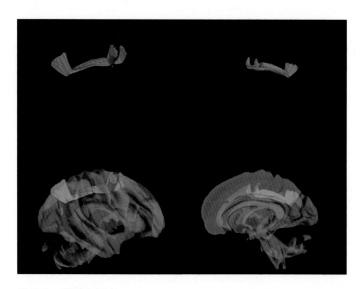

图 2-9　背侧上纵束

字书写中枢或 Exner 区),所以它被认为和写字相关。左右背侧上纵束与后面将要讲述的腹侧上纵束一起参与了视觉运动协调动作,包括眼球运动、抓物等运动控制和运动计划。人类的高级脑功能如执行功能和工作记忆等也有背侧上纵束的参与,特别是右侧大脑半球多与空间工作记忆相关,而左侧大脑半球多与语言工作记忆相关,但难以严格划分左右半球的功能。

损伤时的症状：右背侧上纵束受损后，会发生视空间障碍。最典型的症状是忽略左半侧空间，换言之，即便没有视野缺损或感觉障碍，左侧空间及从左侧来的感觉刺激（如左侧传来的声音、触摸左半身等）不能引起注意，也无法引起警觉。左背侧上纵束受损后表现为失用症，特别是工具使用障碍（经典分类里称为观念性失用症）。此外，视觉-运动协调动作的障碍会出现典型的视觉运动失调。工作记忆障碍或执行功能障碍会导致无法有序安排事情，无法同时处理多件事情。虽然语言理解没有问题，但会产生无法理解对话的症状。

电刺激时的症状：作为术中评价对象的功能，有视空间障碍和工作记忆。视空间障碍的线段二等分检查中，出现偏向二等分点的右侧。工作记忆通过 2-back 任务测试容易检测出阳性，即产生电刺激应答错误或反应延迟。

偏侧化：背侧上纵束与视空间认知功能相关，和腹侧上纵束一起对于右大脑半球有偏侧化。

最新的观点：既往的观点认为，导致视空间障碍的病变主要在右顶叶。然而，额上中回深部的损伤也会导致视空间认知的障碍。考虑这可能是右背侧上纵束受损所致。另外，该神经纤维受损后，在术后长期残留视空间障碍的可能性非常高[8]。

② **腹侧上纵束(图 2-10，视频 2-6)**

走行：腹侧上纵束（ventral SLF）相当于原来分类中连接了缘上回、顶下小叶与额中回、额下回后方（Broadmann 6、44 区）的上纵束（SLF Ⅲ）或弓状束前束。

功能：左腹侧上纵束的重要功能是构音和听觉理解等与语言相关的功能。近年来，也有学者认为它可能与语言记忆相关。另一方面，在右大脑半球，腹侧上纵束和背侧上纵束共同承担注意功能网络，特别涉及自下而上（bottom-up）控制引起的注意（无意识下自动引起的注意）相关。此外，腹侧上纵束也和背侧上纵束一起参与了视觉-运

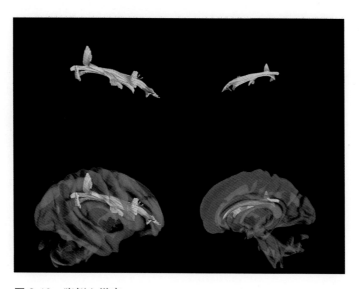

图 2-10　腹侧上纵束

动协调动作。

损伤时的症状：左腹侧上纵束的损伤会出现构音障碍及听觉理解障碍。此外，右侧大脑半球的腹侧上纵束与背侧上纵束共同受损时，可能会出现视空间障碍或注意障碍。

电刺激时的症状：在做上肢运动的双重任务测试时，刺激左腹侧上纵束会出现构音障碍，刺激右腹侧上纵束（或者其附近）则会出现注意力的持续障碍。此外，在左侧大脑半球的腹侧上纵束受刺激时，口述回答问题相关的理解实验中，会出现听觉的理解障碍。在大脑右半球的线段二等分检查中，电刺激时二等分点有时会偏离，不一定总是向右偏离，也可能会向左偏离。这种向左偏位与其说由视空间障碍引起，倒不如说由注意障碍所致。

偏侧化：腹侧上纵束功能具有偏侧化，在左侧大脑半球与语言功能有关，而在右侧大脑半球与注意功能有关。

最新的观点：在术中唤醒手术，通过数数测试（受试者重复检查者说的多位数字）发现，腹侧上纵束受到刺激时，比起说错数字，受试者更多的是说错数字的顺序，因此，腹侧上纵束可能与语言顺序的记忆相关[9]。

③ 后方上纵束（图 2-11，视频 2-7）

走行：后方上纵束（posterior SLF）相当于原来分类中的颞顶部上纵束（SLF-tp）以及弓状束后束。主要由颞上回、颞中回的后方发出，到顶上小叶和顶下小叶。此外，还存在更长的神经纤维，一部分神经纤维连接颞下回与顶下小叶。

功能：左侧后方上纵束主要是语言相关的神经纤维，与听觉的理解、词汇检索及对于文字的视觉信息处理相关。右侧后方上纵束的功能尚不十分清楚，由于本神经纤维联络了听觉区域所在的颞上回与顶叶，因此可能与听觉的空间感（对听到的声音在左

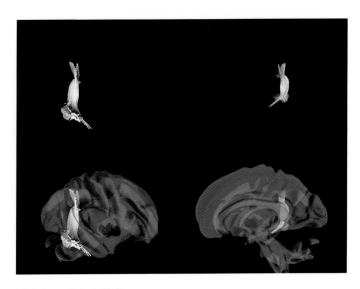

图 2-11　后方上纵束

右的空间给予相同注意的能力)相关。并且,还有可能与视空间认知有关。

损伤时的症状:左侧后方上纵束损伤时,会出现听觉理解障碍以及失读症。但仅仅左侧后方上纵束的损伤就导致失语或语感障碍(忘词)的原因尚不是很清楚。右侧后方上纵束的损伤可能会出现单侧空间忽略的可能性,但现阶段尚无足够的证据。

电刺激时的症状:刺激左侧大脑半球后方上纵束时,在命名任务中出现命名障碍、找词困难,在朗读任务中出现失读。

偏侧化:其偏侧化表现为,语言相关功能在左后方上纵束,空间注意功能则在右后方上纵束。

最新的观点:对于单侧空间忽略,不同的损伤部位会出现不同类型的忽略,右后方上纵束受损会出现感知性忽略,即视线越过中线朝向对侧。此外,也有报道指出可能与视线定位能力障碍有关[10]。

④ **弓状束(图 2-12,视频 2-8)**

走行:弓状束(arcuate fascicles,AF)从颞下回、颞中回、颞上回发出,C 字形环绕外侧裂朝向额叶,到达包含腹侧运动前区的额下回、额中回的后方。

功能:弓状束的左右功能分化最为明确。左弓状束因为联络了听觉区和发声相关的额中回、额下回,因此与音素性处理相关。右弓状束则与社会认知、特别是心智化(mentalizing;即对他人的情感、行为的预测和理解能力)相关。此外,与空间注意的网络相关,特别是在多个刺激中寻找靶标这样复杂的任务相关。

损伤时的症状:左弓状束的损伤会发生失语,一般以重复语言时发生错误为主,也会根据损伤的位置以及同时受损的皮质部位而出现各种各样的失语症状。由于弓状束的损伤并不是必然导致传导性失语(音素性错误居多,复述不良)或复述障碍,因此,近年来有一种看法认为弓状束在复述语言过程中的重要性并没有那么高。右弓状束

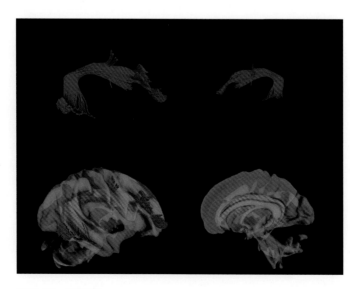

图 2-12　弓状束

的损伤,会导致心智化障碍或视空间障碍的发生。在视空间认知网络中,处于中心角色的是上述的背侧及腹侧上纵束,弓状束被认为是起辅助作用。

电刺激时的症状:在左侧,弓状束的电刺激会诱发语言重复障碍或感觉性失语。而在右侧,因为较难区别在其周围走行的其他神经纤维,如腹侧、后方上纵束或下额枕束,因此通过术中的电刺激较难发现阳性反应。

偏侧化:因为与语言功能相关,弓状束是最显著的具有左大脑半球偏性的上纵束。

最新的观点:右弓状束在心智化中发挥作用,特别是通过面部表情、视线等快速预测对方的情感、思想的能力,在初级的心智化功能上起着重要作用[11]。此外,下额枕束也参与心智化相关功能。

5. 下纵束(图2-13,视频2-9)

走行:下纵束(inferior longitudinal fascicles,ILF)连接枕叶和颞叶,一部分的短纤维从枕叶(视觉区域)起始到达海马或扁桃体。

功能:下纵束把视觉区域接收到的信息从枕叶传递至颞叶,识别见到的事物并赋予名称。此外,在左大脑半球,下纵束与下额枕束一起参与了语义理解、读音功能,下纵束也与面部识别有关系。

损伤时的症状:对所见事物的识别到命名的整个环路受到损伤时,就会发生失认症(不认识眼睛看到的画或物品),尤其是会出现面部识别障碍,称为面部失认症。即见到熟人的面容却无法识别对方,但通过其他的信息,比如声音、发型、动作举止等可以判断出对方是谁。此外,左下纵束的损伤还会出现感觉性语言障碍(感觉性失语或语义记忆障碍)或失读。在功能上,因为下纵束与下额枕束有多处重复,所以仅仅下纵束的损伤是否会导致永久障碍,目前尚不清楚。

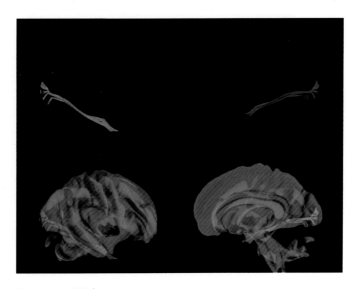

图2-13　下纵束

电刺激时的症状:在非语言性语义理解测试、命名测试中,电刺激左下纵束会出现语义性错语。此外,在读音的测试中,电刺激会阻断视觉信息,从而引起失读。

偏侧化:下纵束作为语言关联网络,在左大脑半球有偏侧性。另一方面,虽然与面部识别相关的功能主要在右大脑半球,但偏侧性的强弱有较大的个体差异,有报道发现单独右侧的损伤不会出现明显的面部识别障碍,但两侧均损伤后就会发生识别障碍[12]。

最新的观点:社会交流中,快速理解他人危险的表情,如恐惧、生气等是非常重要的。下纵束虽然与面部识别有密切关系,但近来有报道证实它与面部危险表情的理解速度有关[13]。

6. 下额枕束(图 2-14,视频 2-10)

走行:下额枕束(inferior fronto-occipital fascicles,IFOF)是白质联络纤维中最长的,从额叶起始经过外囊到达颞叶后部、顶叶及枕叶。

功能:下额枕束的主要功能是语言关联。语言关联网络是由音素性处理相关的背侧通路(包括 SLF 和 AF),以及语义性处理相关的腹侧通路(IFOF、ILF、UF)两条回路构成。左侧下额枕束在语言及非语言性性语义理解上有重要作用。此外,左侧下额枕束还参与理解读音、写字含义的过程。左侧下额枕束也关系到选择词语时的词汇检索、分类的流畅性。另一方面,右侧下额枕束在空间感中发挥作用,特别是在空间感的持续及视空间的探索方面。另外,下额枕束与下纵束在人脸识别与记忆、表情理解等方面共同发挥着重要作用。

损伤时的症状:左大脑半球的下额枕束受损时,会出现感觉性失语、词汇检索及流畅性障碍、失读及写字障碍等各种各样的语言障碍。另外,右侧下额枕束损伤时还会

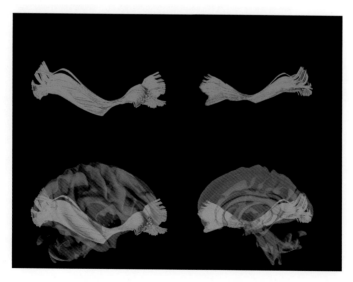

图 2-14 下额枕束

出现视空间障碍、相貌识别障碍,以及初级的心智化(看见对方的表情时对其进行快速判断)能力障碍的可能。

电刺激时的症状:出现物品命名的语言性错误,在非语言性语义理解测试中出现语义理解障碍引发的错误。与下纵束一样,在读音写字的测试中,可能出现失读或书写障碍。此外,通过人的面部来推测情感的基础心智测试中也会出现错误。

偏侧性:与语言特别是感觉性的语言处理过程相关的,在左大脑半球有偏侧性。此外,空间认知、面部识别或表情理解等相关的在右大脑半球有偏侧性。也有报道显示面部识别和表情理解上没有偏侧性。

最新的观点:很早之前我们就知道左侧下额枕束与语义理解相关,而通过术中唤醒手术过程中的电刺激研究又发现,右侧下额枕束也对语义的理解,特别是非语言性语义理解有关系[14]。

7. 额斜束(图2-15,视频2-11)

走行:额斜束(frontal aslant tract,FAT)起于额下回,通过额中回的深部,到达包含辅助运动区的额上回内侧。

功能:左额斜束的主要功能是参与语言相关网络中讲话的起始、流畅性(或词汇回忆、找词)等。左额斜束也与词汇检索相关。双侧的额斜束参与在视觉诱导下手的动作(如用手抓住看见的物体)以及动作协调等调整。此外,额斜束也是阴性运动网络(negative motor network)的一部分。

损伤时的症状:左额斜束受损时会出现口吃或流畅性的障碍。此外,虽然可以运动,但运动控制会有障碍,在适当的时间点流畅有效地运动会出现困难。

电刺激时的症状:额斜束受到电刺激后会出现说话及运动的停止。

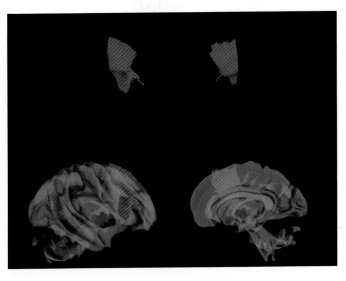

图 2-15　额斜束

偏侧化：目前为止相关报道比较少，可能存在对于语言相关的左大脑半球的偏侧化，另一方面，对于运动控制没有偏侧化。

最新的观点：近年来发现，额斜束以及腹侧上纵束的减少与孤独症患者的社会交流障碍可能有关[15]。

8. 额纹状体束（图 2-16，视频 2-12）

走行：额纹状体束（fronto-striatal tract，FST）是联系包含辅助运动区在内的额叶前区内侧与纹状体的神经纤维束。

功能：额纹状体束作为阴性运动网络的一部分，参与讲话及运动起始（包含眼球运动）、运动规划等运动控制。此外，额纹状体束也与观察注意功能相关。

损伤时的症状：额纹状体束损伤时，会出现以运动或讲话起始障碍为主的运动控制障碍。此外，有报道发现，额纹状体束结构发生变化时，会导致注意力下降、多动等障碍表现。

电刺激时的症状：对额纹状体束予以电刺激，会出现运动停止。此外，在额纹状体束周围的切除操作中，会出现包含运动协调障碍在内的运动控制障碍。因为额纹状体束也参与眼球运动控制，因此眼球运动也可能出现异常。

偏侧化：目前尚不清楚额纹状体束的偏侧化。

最新的观点：神经影像分析和术中唤醒手术中的电刺激研究发现，右额纹状体束与腹侧上纵束可能共同参与了高级的心智化（如通过表情、举止、姿态及当时的状况等从认知上预判他人的感情或行动）[16]。

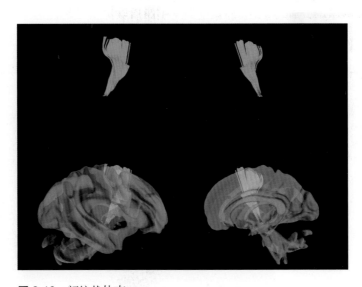

图 2-16　额纹状体束

9. 扣带束(图2-17,视频2-13)

走行:扣带束(cingulum)走行于胼胝体上方的扣带回的下部内,为前后方向的长神经纤维。扣带束沿着胼胝体矢状方向(身体的前后方向),连接了扣带回前部、扣带回后部及海马旁回。

功能:扣带是所有认知功能的中心,所有的认知活动,特别是新的事情或难的事情等需要高度集中注意力的事情都有扣带的全面参与。其最大的功能是参与注意功能网络以及执行功能。此外,扣带作为大脑边缘系统的主要构成之一,参与了情感的形成和处理。另外,扣带束也是记忆上重要的帕佩兹回路(Papez circuit;即海马回路:海马→穹窿→乳头体→乳头体丘脑束→丘脑前核→扣带回→内嗅皮质→海马的封闭环路)的构成要素,与学习相关联。

损伤时的症状:出现认知、注意力、记忆及执行功能等低下。

电刺激时的症状:电刺激扣带回皮质及皮质下时,斯特鲁普试验(Stroop test;即词的显示颜色与词的意义不同,反映注意力功能,特别是抑制功能的测试)会呈阳性。

偏侧化:右大脑半球在注意力功能网络上具有重要作用,但右大脑半球并不绝对是优势半球。此外,报道显示,扣带回在构造上存在两性差别,男性双侧扣带束的各向异性分数(fractional anisotropy)比女性高,说明其神经纤维更丰富。

最新的观点:研究发现,扣带束同腹侧上纵束或额纹状体束共同参与了高级心智化[17]。近年来,用静息态功能磁共振检测发现默认网络(安静时的脑活动)与高级心智化相关。此外,默认网络的功能连接与扣带束的解剖学连接相一致的结果也进一步支持上述观点。

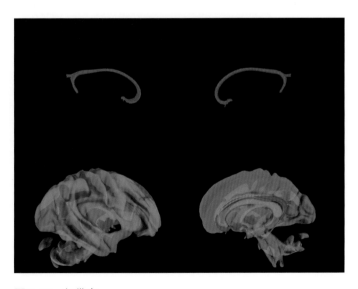

图2-17　扣带束

10. 钩状束(图 2-18,视频 2-14)

走行:钩状束(uncinate fascicle,UF)连接额叶眼窝部和颞叶最前部的半圆周形的纤维。

功能:感情表达中重要的杏仁核回路(Yakovlev 回路:杏仁体→丘脑背内侧核→额叶眼窝部→钩状束→颞叶前部→杏仁体)的构成要素之一,与情感相关。报告显示,钩状束与情感的调节及共情能力等有关,反社会人格者的钩状束发育不完全[18];焦虑情绪少的人钩状束比较粗大,反之,容易感受焦虑情绪的人钩状束则比较细[19]。此外,左钩状束作为语言的腹侧通路的一支,与词汇检索及语言的语义理解有关系。也有观点认为钩状束在上述相关的功能中并没有发挥中心作用。

损伤时的症状:如上所述,钩状束与额枕束、下纵束共同承担了情感及语言网络的一部分。但仅仅钩状束的损伤是否会导致情感处理障碍或语言症状尚不明确。

电刺激时的症状:从钩状束参与了词汇检索、语义理解、情感处理来看,在命名测试中,可能会出现命名不能(忘名症)、感觉性错误以及在情感理解测试中出错的可能。但本神经纤维与下额枕束在解剖学上较难区别,且功能上两者也比较类似,因此现在还很难判别刺激时钩状束的症状。

偏侧化:关于钩状束的偏侧化,左大脑半球与语言相关。但有关钩状束在情感处理中的偏侧性研究很少,还不明确。

最新的观点:钩状束的联络部位的详细解剖尚不清楚,近年来,通过弥散张量纤维束成像以及白质解剖等方法明确了钩状束联络的 5 个组成部分。还有,各个组成部分的功能可能各不相同[20],但还有许多不明之处。

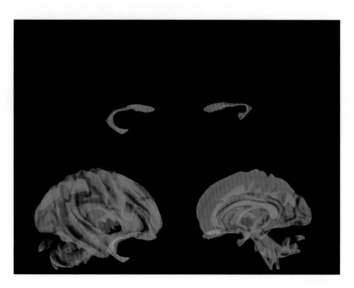

图 2-18　钩状束

11. 中纵束(图 2-19,视频 2-15)

走行:中纵束(middle longitudinal fascicles,MdLF)在弓状束深层,连接颞上回与顶叶。

功能:从颞叶起始连接角回的纤维束与语言及注意力功能相关,颞叶起始顶上小叶走向的纤维束与视空间认知及视觉听觉整合功能相关。

损伤时的症状:关于中纵束的功能,基于神经影像解析等方法的研究,学者们提出了上述几种功能的可能性。但是,中纵束仅承担着这些功能的一部分,在只有中纵束受损的情况下会出现什么症状目前还不清楚。

电刺激时的症状:直接电刺激中纵束并未诱发命名障碍,因此认为中纵束并非承担语言功能的核心角色。电刺激中纵束是否诱发其他症状尚不明了,目前也无其他功能的报道。

偏侧化:左侧优势半球的偏侧是语言,特别是与词汇检索相关;右侧优势被认为与注意功能相关。

最新的观点:报道显示,中纵束分为连接颞上回与角回、颞上回与顶上小叶的两个部分,构造上左右也存在差异[21,22]。也就是说,左侧连接颞上回与角回的神经纤维占优势,右侧连接颞上回与顶上小叶的神经纤维占优势,也存在两个纤维束在构造上都是右侧占优势的偏侧性。

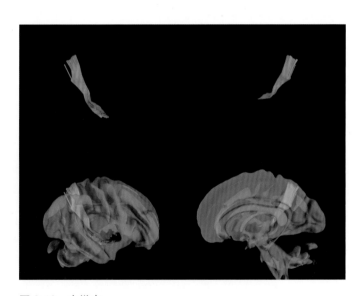

图 2-19　中纵束

📖 参考文献

❶ Desmurget M, Bonnetblanc F, Duffau H. Contrasting acute and slow-growing lesions: a new door to brain plasticity. Brain. 2007; 130: 898-914.

❷ Duffau H. Stimulation mapping of white matter tracts to study brain functional connectivity. Nat Rev Neurol. 2015; 11: 255–65.

❸ Sarubbo S, De Benedictis A, Merler S, et al. Towards a functional atlas of human white matter. Hum Brain Mapp. 2015; 36: 3117–36.

❹ Flouty O, Reddy C, Holland M, et al. Precision surgery of rolandic glioma and insights from extended functional mapping. Clin Neurol Neurosurg. 2017; 163: 60–6.

❺ Rolland A, Herbet G, Duffau H. Awake surgery for gliomas within the right inferior parietal lobule: new insights into the functional connectivity gained from stimulation mapping and surgical implications. World Neurosurg. 2018. in press.

❻ Shahar T, Korn A, Barkay G, et al. Elaborate mapping of the posterior visual pathway in awake craniotomy. J Neurosurg. 2018; 128: 1503–11.

❼ Nakajima R, Kinoshita M, Shinohara H, et al. The superior longitudinal fascicle: reconsidering fronto-parietal neural network based on anatomy and function. Under submission.

❽ Nakajima R, Kinoshita M, Miyashita K, et al. Damage of the right dorsal superior longitudinal fascicle by awake surgery for glioma causes persistent visuospatial dysfunction. Sci Rep. 2017; 7: 17158.

❾ Papagno C, Comi A, Riva M, et al. Mapping the brain network of the phonological loop. Hum Brain Mapp. 2017; 38: 3011–24.

❿ Vaessen MJ, Saj A, Lovblad KO, et al. Structural white-matter connections mediating distinct behavioral components of spatial neglect in right brain-damaged patients. Cortex. 2016; 77: 54–68.

⓫ Nakajima R, Yordanova YN, Duffau H, et al. Neuropsychological evidence for the crucial role of the right arcuate fasciculus in the face-based mentalizing network: a disconnection analysis. Neuropsychologia. 2018; 115: 179–87.

⓬ Corrivetti F, Herbet G, Moritz-Gasser S, et al. Prosopagnosia induced by a left anterior temporal lobectomy following a right temporo-occipital resection in a multicentric diffuse low-grade glioma. World Neurosurg. 2017; 97: 756. e1–5.

⓭ Marstaller L, Burianova H, Reutens DC. Individual differences in structural and functional connectivity predict speed of emotion discrimination. Cortex. 2016; 85: 65–74.

⓮ Herbet G, Moritz-Gasser S, Duffau H. Direct evidence for the contributive role of the right inferior fronto-occipital fasciculus in non-verbal semantic cognition. Brain Struct Funct. 2017; 222: 1597–610.

⓯ Lo YC, Chen YJ, Hsu YC, et al. Reduced tract integrity of the model for social communication is a neural substrate of social communication deficits in autism spectrum disorder. J Child Psychol Psychiatry. 2017; 58: 576–85.

⓰ Nakajima R, Kinoshita M, Okita H, et al. Neural networks mediating high-level mentalizing in patients with right cerebral hemispheric gliomas. Front Behav Neurosci. 2018; 12: 33.

⓱ Herbet G, Lafargue G, Bonnetblanc F, et al. Inferring a dual-stream model of mentalizing from associative white matter fibres disconnection. Brain. 2014; 137: 944–59.

⓲ Sarkar S, Craig MC, Catani M, et al. Frontotemporal white-matter microstructural abnormalities in adolescents with conduct disorder: a diffusion tensor imaging study. Psychol Med. 2013; 43: 401–11.

⓳ Hettema JM, Kettenmann B, Ahluwalia V, et al. Pilot multimodal twin imaging study of generalized anxiety disorder. Depress Anxiety. 2012; 29: 202–9.

⓴ Hau J, Sarubbo S, Houde JC, et al. Revisiting the human uncinate fasciculus, its subcomponents and asymmetries with stem-based tractography and microdissection validation. Brain Struct Funct. 2017; 222: 1645–62.

㉑ Makris N, Preti MG, Asami T, et al. Human middle longitudinal fascicle: variations in patterns of anatomical connections. Brain Struct Funct. 2013; 218: 951-68.

㉒ Vassal F, Schneider F, Boutet C, et al. Combined DTI tractography and functional MRI study of the language connectome in healthy volunteers: extensive mapping of white matter fascicles and cortical activations. PLoS One. 2016; 11: e0152614.

（柯浩亮　王泽芬 译　李志强　张捷 审）

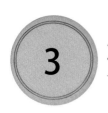

3 术中唤醒手术的准备和要领

中田光俊

▶ **概述** ◀

　　介绍开展术中唤醒手术的准备、对患者及家属的说明以及机构资格认定程序。

一、开展唤醒手术的 10 个要素

　　以下列举了开展术中唤醒手术必要的 10 个要素,前 7 个属于术前准备,后 3 个是在手术室内的注意要点。

> **开展术中唤醒手术的 10 个要素**
>
> 1. 组建术中唤醒手术团队 　　2. 准备记录设备
> 3. 取得伦理委员会的许可 　　4. 了解适应证
> 5. 做好清晰的手术计划 　　6. 让患者安心
> 7. 理解大脑的功能解剖 　　8. 手术室的精心准备
> 9. 熟悉测试任务 　　10. 避免可能的并发症

1. 组建术中唤醒手术团队

　　术中唤醒手术是团队协作医疗的典型代表。不仅仅需要神经外科医生,还需要麻醉科医生、作业治疗师、语言听力康复师、临床检查技师以及护士的参与(图 3-1)。在不同医院,神经内科医生、康复师及临床心理师也可能会参与。把这些人才一下子召集起来并不容易。我们需要向各个部门认真地说明本手术的优点,寻求其协助。各个

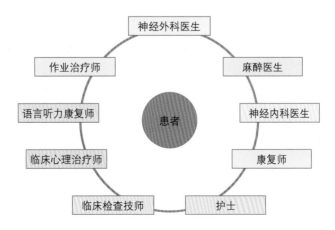

图 3-1　术中唤醒手术团队

部门的人员都感兴趣并致力于本手术时,才能形成良好的团队氛围。此外,即使得到了各部门理解,单次手术也会由很多工作人员分工负责,所以需要整个医院的理解。另外,2014年起唤醒手术脑功能定位被纳入(日本的)医疗保险范围内,由于获批的医疗机构能够获得医保点数,因此取得医院的理解变得相对容易了。

下面讲述本手术必要的人员及岗位角色。

① 神经外科医生

神经外科医生应该是团队的领导核心。神经外科医生必须对术中唤醒手术有兴趣,有致力于术中唤醒手术的意愿。作为术中唤醒手术团队的领导,负责组建团队、在手术前召开病例研讨会、与团队全员分享病例相关信息、术中向测试执行者发布测试开始和变换的指令、做出术中唤醒手术继续或暂停、改为全身麻醉的决定等。

② 麻醉医生

因为术中唤醒手术采用了特殊的麻醉方式,麻醉医生的责任和压力非常大。不取得麻醉医生的合作,术中唤醒手术就难以实施。在作者所在的医院所有的手术都采用侧卧位,因此需要在侧卧位插管、拔管。此外,还有唤醒时的镇痛、镇静以及意外的处理。万一发生严重的意外,需要迅速改为全身麻醉。硬膜切开后脑肿胀严重时、患者情况严重不稳定时以及抽搐无法控制等情况下,需要迅速改为全身麻醉。

③ 作业治疗师

作为测试任务执行者负责评估患者运动、感觉功能及高级脑功能。对于术中唤醒手术,这些测试的判断正确是手术能够正确实施的前提。能够迅速正确地判断患者对测试任务的反应是阳性还是阴性,将是术中唤醒手术成功的第一步。任务执行者在患者唤醒时与患者进行沟通,起到保持患者精神状态稳定的作用。此外还负责术前、术后及慢性期的评价,观察脑功能的演变。当然,也负责对术后出现的功能障碍给予合适的康复训练。

④ 语言听力康复师

作为测试任务执行者负责评价语言功能。语言功能障碍的种类有很多种[1],语言听力康复师必须对手术中患者出现的语言障碍的种类进行迅速判断,并向术者反馈。此外,还负责对术前、术后及慢性期的语言功能评价,对语言功能障碍进行合适的康复训练。

⑤ 临床检查技师

负责脑定位电刺激装置的术中管理,以及术中各种电监测的结果判断。

⑥ 护士

负责术中迅速地处理患者的诉求。对于可预见的并发症,提前做好相应的准备。各医院能指定专门的护士负责术中唤醒手术是最理想的,当然,如果有清晰的操作手册的话,也并不一定需要专门负责唤醒手术的护士。

对于测试任务执行者来说,为了手术前后对神经功能进行详细评价,团队里有擅长于评价的神经内科医生、康复医生、作业治疗师、语言听力康复师及临床心理治疗师的话是最理想的。构思新的测试任务时,来自不同专业的人员一起研究讨论,会让测试完成得更好。如果这不能实现，那么神经外科医生就不得不担任测试者。这种情况下，最好去康复科请教如何评价测试的反应，或者让熟悉测试评价的医生到手术室来指导，这个态度非常重要。团队成员紧密合作，在术前用心地讨论手术计划，才能使手术顺利实施。当然，术中唤醒手术的中心是患者，患者自身的配合是不可或缺的。

2. 准备记录设备

需要能同时记录手术时的测试、反应及刺激部位的记录仪器，可以自己组装设备。

① 术中唤醒手术记录装置

如**图 3-2** 所显示的样式做成四分屏显示器。术中唤醒手术中的全部视频记录后保存。术中刺激了哪个部位、出现了怎样的症状都进行清楚地记录，这对术后进行回顾是很重要的。此外，通过术后回顾，还有可能发现之前在术中没有注意的阳性反应。为了提升术中唤醒手术的手术技巧，时刻保持学习的态度十分必要。四分屏显示器内画面显示内容由团队来决定。作者将患者的情况置于左上画面、手术视野在左下画面、测试任务在右上画面、导航及电子监测的记录在右下画面。这个显示器放在术者可以看见的位置。

② 测试装置

装置放在患者眼前的位置 (**图 3-3**)。由向患者展示测试任务的显示器、设置测试任务的电脑、监测患者状态的摄像机、采集患者声音的麦克风构成。需要用心思把这

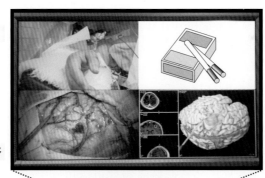

患者监测　　　　　　　　　　　　　　　　唤醒时测试任务

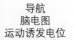

导航
脑电图
运动诱发电位

显微或肉眼手术野

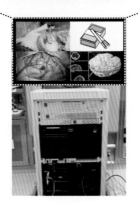

图 3-2　唤醒手术记录装置

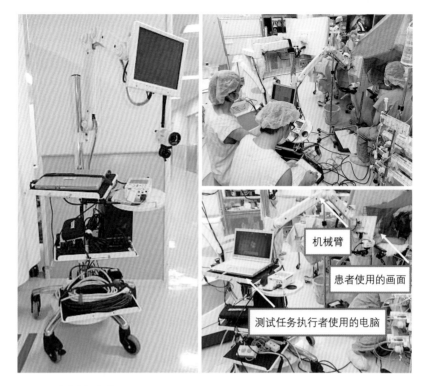

图 3-3 测试任务装置

些设备在手术室内安放得井井有条。

本章节末有供参考的设备摆放设计图。

3. 取得伦理委员会的许可

仅仅做运动、感觉及语言功能脑定位,在标准治疗范畴内一般不需要伦理审查,但像本书这样实施高级脑功能定位的话最好是向机构递交伦理申请。为了研究及发表论文的话,伦理许可的必要性就更高。此外,即使已经取得了伦理许可,可能对患者不利的研究性质的电刺激或测试也应该被限制。手术时始终要保持有伦理的意识。

作者在金泽大学医学伦理审查委员会取得了以下 4 种研究许可,以对脑肿瘤病例实施动态高级脑功能检查并将其与 MRI 结果应用于研究,以及在术中唤醒手术时实施高级脑功能监测。

①"脑肿瘤切除术对高级脑功能的长期影响"(许可编号:1505)

脑肿瘤切除术后会出现各种各样的高级脑功能障碍,有些会持续到慢性期。但是,关于遗留高级脑功能障碍原因的切除部位,还有很多不明确之处。本研究拟对脑肿瘤切除术后、持续到慢性期的遗留高级脑功能障碍与切除部位的关系进行回顾性调查。此外,为了明确患者群体的高级脑功能障碍的程度,收集与患者群体年龄相对应的健康成人志愿者的高级脑功能检测数据,进行比较研究。

② **"高级脑功能及运动控制关联神经纤维的阐明"**（许可编号：2473）

人的高级脑功能由许多神经纤维形成的网络参与完成。这些参与的神经纤维中，存在核心角色和辅助角色。核心角色一旦受损，推测功能障碍将不可恢复。现在，人类高级脑功能网络中神经纤维的功能角色尚不清楚。本研究通过调查参与高级脑功能及运动控制的神经纤维随时间推移的变化，阐明神经纤维所起的作用。

③ **"脑肿瘤切除术对高级脑功能的影响以及术后恢复过程"**（许可编号：1797-2）

推测因肿瘤的恶性程度、部位、范围等不同，脑肿瘤切除术后高级脑功能障碍的症状及恢复的程度各异，但细节尚不清楚。本研究为阐明脑肿瘤切术后高级脑功能障碍的恢复过程，将调查脑肿瘤患者手术前、手术结束、术后慢性期的高级脑功能随时间推移的变化，阐明术后的恢复过程。

④ **"探讨术中唤醒手术在保护高级脑功能上的有效性"**（许可编号：2593）

现在，术中唤醒手术的标准用途是保护语言及运动功能，其有效性已被充分证实。另外，虽然关于高级脑功能监测的重要性有许多报道，但关于其有效性、妥当与否及可信度的探讨尚不充分。本研究将①探讨唤醒手术中高级脑功能术中测试的妥当与否及可信度，②从术后高级脑功能的变化，探讨术中唤醒手术对高级脑功能监测的有效性。

4. **了解适应证**

适合术中唤醒手术的病例一般要符合以下条件。

① **疾病**

脑内的疾病都可能成为适合的对象。例如肿瘤和正常组织之间难以用肉眼辨别或难以确定边界的癫痫手术或胶质瘤，病变不在表层、到达病变必须通过正常脑组织的海绵状血管瘤或转移性脑肿瘤等[2,3]。此外，脑外肿瘤也可能是适合的对象。

② **病变的位置**

纳入手术对象的病变部位包含通过术中特定测试的功能评估发现手术操作可能会引起神经症状恶化的区域。代表性的病变部位有运动区附近、感觉区附近、左大脑半球的语言区域及视觉区附近等，联络这些区域的白质神经纤维的走行区域也是评估对象[4-6]。近年来，右大脑半球占优势的视空间认知功能相关联区域的附近，或高级脑功能相关联区域也可能成为合适的评估对象，两侧大脑半球适用评估的范围正在扩大[7-9]。

③ **意识清晰**

术前最好是意识清晰状态。术前意识清晰的患者在术中从全身麻醉醒来时，意识水平多数会下降。如果术前意识水平偏低，术中意识状态会不好。

④ **术前的功能**

如果术前出现中度以上的神经功能异常，不适合本手术。此外，完成测试任务所需的高级脑功能（例如智力、注意力、记忆等）必须保持在不妨碍完成任务的程度。

⑤ **年龄 15~70 岁**

年龄上没有严格的限制。根据患者各自的状态进行决定是必要的，一般来说，对15~70 岁者实施手术的居多。以作者所在医院的经验来看，到目前为止最年轻的患者为 14 岁,顺利实施了手术。最高年龄为 81 岁的患者,在唤醒过程中由于本人无法耐受而终止了唤醒。因此在满足其他条件之后,年龄最大到 75 岁左右比较合适。

⑥ 配合度

精神状态安定,充分理解本手术的优点和劣势后,积极配合手术的姿态是非常必要的。

⑦ 取得同意

充分理解本手术的风险并取得同意是必须的。

5. 做好清晰的手术计划

术中唤醒手术是完全可以计划的手术。团队内部分享临床资料,手术前数日举行细致的研讨会。脑神经外科医生用 MRI 画像制作出模拟的 3D 画像及纤维束成像图,将病变的皮质部位、白质神经纤维和病变的关系清晰描绘,团队成员们围绕这些资料进行探讨(**图 3-4**)。会议要对以下内容进行讨论。

① 病变的位置

讨论病变皮质的定位和附近皮质的功能,病变附近的白质神经纤维及其功能,是否有功能障碍,这个功能对于患者是否重要,应该保留的功能是哪些等。

② 有用的测试

讨论应该保留的功能通过怎样的测试可以检测出,这个测试有多大作用,在哪个部位进行该测试等。

③ 接近病变的顺序

讨论从哪一侧接近病变,在哪个时间点进行测试。术者面向四分屏显示器可以把握测试的内容,但测试者是面对患者,原则上是看不见四分屏显示器的。测试者集中于测试的反应,对术者是否予以了电刺激以及在哪个部位进行了刺激均不清楚。这种

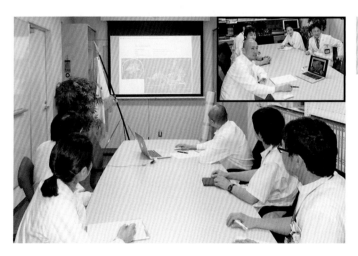

① 病变的位置
② 有用的测试
③ 接近病变的顺序
④ 唤醒终止的节点

图 3-4 唤醒手术病例讨论会

方法有利于无偏见地客观地评价患者的反应。为了避免错过应当注意到的阳性反应，必须要知道手术的全流程。

④ 唤醒终止的节点

讨论决定从唤醒状态到全身麻醉的时间点。术中长时间的保持患者清醒状态会伴随痛苦。唤醒后随着时间的流逝，伴随着疲劳表现出执行能力降低及清醒水平的下降，无法进行正确的功能评价[10]。另外，也为了避免对下次手术的负面印象，应尽量减少不必要的长时间的唤醒状态。脑定位结束后，在没必要保持唤醒的时间点迅速转为全身麻醉。

6. 让患者安心

本手术的完成需要患者的协助和配合。为了能让患者安心的配合手术，需要细致的准备。测试者是术中让患者镇定的关键人物，最好在入院之后就保持密切交流，把握患者的性格及精神状态的安定程度。在手术前一天让患者进入手术室，体验实际手术时的手术台及环境（图 3-5）。这样的模拟可以有效减少患者对手术的过度焦虑。

7. 理解大脑的功能解剖

术者、测试者应当熟知脑皮质以及白质神经纤维的功能。目前对于脑功能还有许多的不明之处，因此在术中唤醒手术中有新的发现并不奇怪。建议常常阅读最新的文献以更新知识（参照第 2 章白质神经纤维的基础知识）。

8. 手术室的精心准备

手术室的精心准备对于手术顺利完成非常重要。

① 机器和人员配置

作者所在医院的手术室内机器摆放及人员配置如图所示（图 3-6）。

② 患者体位

多数医院采用的是仰卧位或侧卧位。作者目前为止采用的都是侧卧位（图 3-7）。

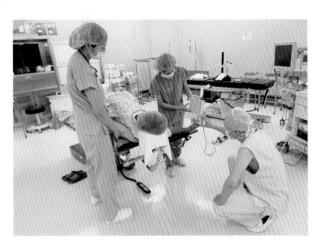

图 3-5 手术前一天的模拟

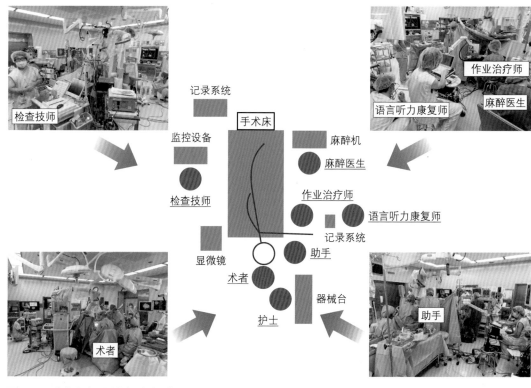

图 3-6　手术室布置（左侧病变时）

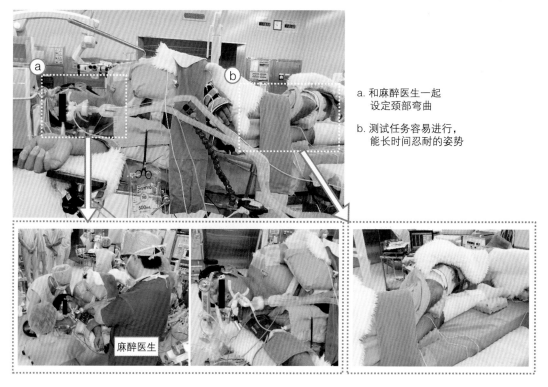

图 3-7　患者体位

理由是如果在唤醒时发生呕吐便于处理,同时小脑幕上的所有部位的病变都容易进入。合适的体位要求能够保持较长时间且适合实施测试。因为需要侧卧位插管,要和麻醉医生共同设置好颈部的弯曲程度。

③ 局部麻醉

在术中唤醒时让患者感觉不到来自皮肤、肌肉及硬膜的疼痛,是做好术中唤醒手术的诀窍。疼痛使患者对测试的反应明显下降。因此执刀前的局部麻醉非常重要。切开处大范围的局部麻醉是必要的,特别是皮肤切口、皮瓣折返处、颞肌要仔细进行。只是需要注意局麻药物中毒。作者麻醉中使用利多卡因(100mg/10ml)和盐酸罗哌卡因(75mg/10ml)各 20ml 混合,最大剂量 40ml。

9. 熟悉测试任务

已经设计出了多种对人类大脑功能定位进行评估的测试任务。每一种测试任务能检测出哪种脑功能、有何种程度的特异性、缺点有哪些等等,这些都需要熟悉和掌握(参照第 9 章术中唤醒手术的测试任务)。

10. 避免可能的并发症

时刻谨记术中唤醒手术是特殊的手术,预防并发症于未然是最好的。因此,对预估的并发症要提前准备好应对措施(参照第 12 章困难与对策)。在手术中处于唤醒状态的患者神经敏锐,感受着周围的状况。在总是行全身麻醉下手术的手术室里,医务工作者容易忘记患者处于唤醒状态,因此术者、助手、测试者之间的对话要注意回避让患者感到焦虑的内容。当然,对于术中迅速诊断的结果,即使平常都是通过扬声器外放通知,在术中唤醒手术时也要委托病理科通过电话报告结果。另外,为了不让术野的显示器进入患者的视野,在放置时应予以注意。

二、 手术的同意和说明

耐心细致地向患者做手术说明,尽量在手术前几日进行,而不是等到手术前最后一天。

① 关于术中唤醒手术的说明

说明本手术的优势、劣势及手术当日的流程。优势是功能保留和更好的切除率,劣势是可能会出现清醒中的不安定或抽搐等不可预见的事件。

② 脑功能障碍的风险

术中唤醒手术是为了尝试保留脑的功能,术后多见一过性的功能障碍。此外因血管障碍导致功能区域的梗死或出血的话,会产生功能障碍的后遗症。当然,感染或术后抽搐等一般的风险也不要忘记说明。

③ 无法获得良好清醒状态的判断

手术过程中无论如何都无法获得清醒状态,术中唤醒手术实施存在困难的情况是有的。这种情况下,是改为全身麻醉继续手术还是终止改期再做,最好事先决定。作者对于多形性胶质母细胞瘤建议使用全身麻醉继续手术,而低级别神经胶质瘤的患者,需要和患者本人及家属沟通后决定。患者本人及家属的希望、病变切除的紧急与否、清醒状态不佳的原因及改期后能有多大改善等,都是需要考虑的内容。

④ 在肿瘤病变部位存在功能时的对策

强化区域几乎都没有功能。但肿瘤浸润的区域或者低级别胶质瘤在电刺激中会有可能出现阳性反应,这种情况是否切除最好是手术前就决定。需要结合患者的社会背景等来讨论决定要尽量避免的功能障碍。

⑤ 长时间监测高级脑功能、临床数据及影像作为研究目的等使用时的同意

向患者及家属说明使用数据的研究目的,取得书面同意。同时研究内容需要取得伦理许可。

三、 机构认定的程序

术中唤醒手术的基础已经完备,术中唤醒手术具备实施条件,接下来就是申请机构许可。脑肿瘤手术唤醒时的脑功能定位也必须要同样获得机构许可。申请机构需要满足以下这些条件(译注:仅针对日本的医院)。

① 医院有脑神经外科。

② 医院是日本麻醉科学会认证许可的机构。

③ 符合诊疗报酬点数表 K169,颅内肿瘤切除术每年实施 5 例以上。

④ 5 年内参加日本唤醒外科学会的学术会议 2 次以上,且配有 2 名以上参加了由制度委员会制定的教育课程讲习会(以下简称讲习会)的脑神经外科医生。其中至少 1 名作为本类手术的术者或助手有 5 例以上的经验。

⑤ 5 年内参加日本唤醒外科学会的学术会议 2 次以上,且配有 1 名以上参加了由制度委员会制定的讲习会的正式麻醉科医生。

⑥ 同意遵循日本唤醒外科学会发布的指南实施术中唤醒手术。

申请资料由日本唤醒外科学会的机构认定制度委员会进行机构审查及判断。机构认定书将提交给日本脑神经外科学会,日本脑神经外科学会审议通过后,申请机构获得许可。

结语

唤醒手术对于保护脑功能提高病变的切除率是有用的,但同时也伴随着在唤醒状态下进行脑手术这种特殊状况的风险。因此,希望术者要在做好环境准备、熟悉可能发生的并发症的情况下再进行手术。

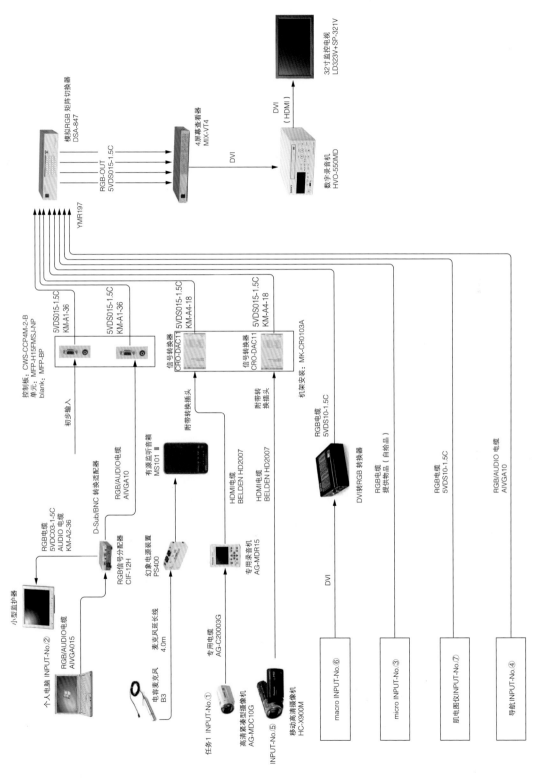

设计图

小贴士　　开展唤醒手术的关键是组建团队。为了能够得到众多工作人员的协助,需在各部门告知唤醒手术的有用性和发展前景。如果能够积极地将与本手术相关的成员组织起来,唤醒手术应该能够顺利地开展。

📖 参考文献

❶ Fujii M, Maesawa S, Ishiai S, et al. Neural basis of language: an overview of an evolving model. Neurol Med Chir. 2016; 56: 379-86.

❷ 木下雅史, 中田光俊. 覚醒下手術. 日本臨床. 2016; 74: 540-4.

❸ Kayama T. The guidelines for awake craniotomy guidelines committee of the Japan awake surgery conference. Neurol Med Chir. 2012; 52: 119-41.

❹ Kinoshita M, Nakajima R, Shinohara H, et al. Chronic spatial working memory deficit associated with the superior longitudinal fasciculus: a study using voxel-based lesion-symptom mapping and intraoperative direct stimulation in right prefrontal glioma surgery. J Neurosurg. 2016; 125: 1024-32.

❺ Tamura M, Muragaki Y, Saito T, et al. Strategy of surgical resection for glioma based on intraoperative functional mapping and monitoring. Neurol Med Chir. 2015; 55: 383-98.

❻ Gras-Combe G, Moritz-Gasser S, Herbet G, et al. Intraoperative subcortical electrical mapping of optic radiations in awake surgery for glioma involving visual pathways. J Neurosurg. 2012; 117: 466-73.

❼ Nakajima R, Kinoshita M, Miyashita K, et al. Damage of the right dorsal superior longitudinal fascicle by awake surgery for glioma causes persistent visuospatial dysfunction. Sci Rep. 2017; 7: 17158.

❽ 中田光俊, 木下雅史, 中嶋理帆, 他. 右前頭葉の機能局在と覚醒下手術. 脳神経外科ジャーナル. 2017; 26: 657-67.

❾ Vilasboas T, Herbet G, Duffau H. Challenging the myth of right nondominant hemisphere: lessons from corticosubcortical stimulation mapping in awake surgery and surgical implications. World Neurosurg. 2017; 103: 449-56.

❿ Itoi C, Hiromitsu K, Saito S, et al. Predicting sleepiness during an awake craniotomy. Clin Neurol Neurosurg. 2015; 139: 307-10.

（柯浩亮　潘智勇 译　李志强　张捷 审）

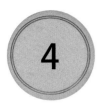

4 纤维束成像的制作方法

木下雅史

▶ 概述 ◀

　　随着 21 世纪初磁共振成像(MRI)的普及,可以方便且无创地观察生物脑的微细解剖。以弥散加权成像为基础的弥散张量成像(diffusion tensor image,DTI),可以利用白质内神经纤维周围水分子的扩散运动所受到的限制(各向异性),将神经纤维束轨迹制成图像[1]。由于这种 DTI 纤维束成像的出现,始于半个多世纪前的纤维剥离(fiber dissection,FD)现在重新得到关注,它是开展白质神经纤维研究的基础。可以说经历了几次 FD 后,DTI 纤维束成像所得到的结果与 FD 观察的结果极其相似。由于 DTI 在临床中容易成像并被解析,目前对于脑神经外科医生来说,DTI 已经是极其有用的、方便的工具。特别是对以胶质瘤为代表的、与正常脑组织边界不清晰的脑实质内肿瘤而言,在确定白质的解剖结构和以保留功能为目的的外科治疗时,DTI 纤维束成像是非常有用的手段之一。本章将论述由 DTI 重建纤维束成像的特征,以及纤维束成像绘制方法的技巧和难点。

小贴士

基于 Klingler 纤维解剖技术的纤维剥离

　　Klingler(1935)用福尔马林固定脑组织数周之后,将洗净的脑组织反复的冷冻、解冻,在这个过程中纤维束间的水凝固成冰之后再膨胀,他利用这种机械作用原理发明了该固定方法。通过这种方法,可以用肉眼观察到人脑主要白质神经纤维束的三维结构。但交叉、邻近的神经纤维束较难分离,这也是该方法的显著缺点。此外,这种方法还需要具有丰富的神经解剖学知识、经验和技术。之后,随着新的组织切片染色技术的应用,这种方法逐渐停用。但在利用神经纤维周围的水分子移动绘制出白质解剖的三维结构这一点上,纤维剥离法和 DTI 成像是类似的。

一、DTI 纤维束成像的原理

　　MRI 主要是通过检测水分子的质子信号来成像。自然界中质子因布朗运动会向各个方向自由随机地运动,被称为各向同性弥散。白质组织因为存在构成神经纤维的轴索,质子被限制为沿着轴索的走行弥散(图 4-1A),这被称为各向异性弥散。MRI 扫描时会加入一个梯度的磁场,此时质子运动的各向异性弥散就呈现椭圆状。用弥散张量分析显示的矢量方向,分解为正交的 3 个方向的时候,用长轴的矢量方向来理解就比较简单(图 4-1B)。各向异性弥散的指标,即各向异性分数(fractional anisotropy,

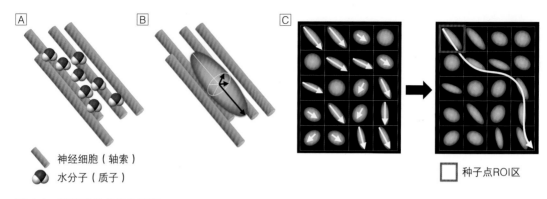

神经细胞（轴索）
水分子（质子）

种子点ROI区

图 4-1 扩散张量成像的原理

FA)，在感兴趣区域(region of interest，ROI)的体素以从最小值 0 到最大值 1 的数值显示。各向异性弥散越强，限制在白质区域内的质子运动的 FA 值就越接近 1。此外，FA 值不仅仅代表各向异性弥散强度，也说明了各向异性可能在某个方向出现。这些数据将成为 DTI 纤维束成像的关键要素。一般而言，FA 值在皮质比白质要高。

弥散张量成像(DTI)数据和弥散加权成像(diffusion weighted imaging，DWI)一样，都是由平面回波成像(echo planar imaging，EPI)构成，但需要施加最低 6 轴以上的梯度磁场[移动检测梯度(motion probing gradient，MPG)]摄影的 DWI。成像的关键要素是施加梯度磁场的轴数以及 b 值(MPG 的大小)。各医院如希望有确切的 DTI 数据，在 6 轴结构中由 6 轴 +1(b=0)共计 7 个系列的图像数据构成才行。随着轴数的增加，取得的弥散张量成像就越清晰。作者所在的医院临床上使用的是 30 轴的梯度磁场，但值得注意的是高轴数会延长成像的时间。此外，b 值越低，越容易受到血液灌注的影响，太高则会导致成像不正或分析的复杂化。后文将讲述推荐的设置条件。

小贴士

关于合适的梯度磁场的施加轴数

关于必要的梯度磁场的施加轴数，目前有各种不同观点。有人认为 30 轴以上为佳，也有人认为到 6 轴就已经足够。根据作者的经验，对于锥体束以外的纤维束成像，为了排除假阴性，应尽可能地使用多轴成像。高角分辨率扩散成像(high angular resolution diffusion imaging，HARDI)一般指的是增加了 60 个方向以上的移动检测梯度。

得到的 DTI 数据通过 FA 地图将各向异性弥散转化为可视的平面图。随后即可绘制出通过颜色即可辨别各向异性方向的彩色图谱。用这样的二维信息按照神经纤维连续的三维构造进行再构建就得到 DTI 纤维束成像。从目标的种子点 ROI 区(seed ROI)开始连续地追踪各个体素的向量，神经纤维如流线型般被再次组建，这就是纤维示踪(fiber tracking)技术(**图 4-1C**)[2]。仅设置 1 个种子点 ROI 的示踪方法称为 1-ROI

法,再设置一个目标 ROI(target ROI)通过 2 个 ROI 来绘制纤维束的方法称为 2-ROI 法。基于分析软件,可以详细地设置追踪时的 FA 值、角度、流线的长度等域值。也就是说,通过设置,从联络额叶和枕叶、顶叶的下额枕束那样大的神经纤维束,到夹着脑沟联络的 U 纤维,大大小小、各种各样的神经纤维束都可以绘制出来。因肿瘤的压迫或脑水肿等导致无法顺利绘制时,视情况将设置做精细调整之后就可以用肉眼看到。但在 FA 值的设置上,下调域值虽然能够让绘制追踪变得容易,但也可能出现绘制出实际不存在的纤维束的假阳性(图 4-2)。因此在设置低域值时,应坚持能够大概确认纤维束行走区域。

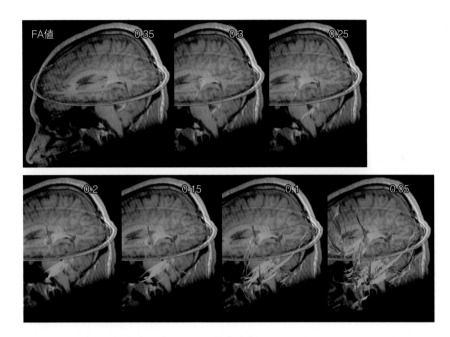

图 4-2 纤维束成像的制作方法,以弓状束为例

目前,利用 DTI 数据可以对纤维束追踪及显示的算法主要有确定性跟踪算法(deterministic tractography)和概率跟踪算法(probabilistic tractography)两类。两者都可以绘制出流线(streamline)(图 4-2),但前者是通过对各个体素的向量进行追踪来绘制,后者是通过概率密度函数的结果来绘制。也就是说,FA 值的域值设置对前者有较大的影响,而对后者而言,概率的域值则更为重要。前者的解析精度主要受 DTI 图像的质量影响,并能简单快速地完成,这是最大的优势。另一方面,概率跟踪算法通过设置可以对低弥散率的纤维束进行追踪,让确定性跟踪算法难以描绘的纤维束也能肉眼可见,但分析耗时,特别是假阳性较多是其不足之处。现在,市场上面向临床的纤维成像软件主要是采用确定性示踪算法,但后者有时也被用于手术导航系统。

二、 优秀的纤维束图绘制方法

以作者所在医院的脑肿瘤病例为例,说明术前常规进行的纤维束成像方法。

1. DTI 成像（6分24秒）

- 3.0T MRI 扫描仪（Signa Excite HD × 3.0T，GE）
- MPG：30 diffusion directions，b-value=1 000s/mm^2
- TE/TR：Minimum/12 000ms
- 2.5mm^3 isotropic voxel［Slice thickness：2.5mm，FOV：240mm，Matrix：96 × 96］
- Number of excitation：1

2. 解析

- 软件：iPlan（BrainLAB）
- 域值设置：绘制纤维束时，对下列 3 个项目进行设置（根据软件的不同可能存在无法调节的项目）
  ① 最小 FA 值（minimal FA value）：0.18
  ② 最小全长（minimal length）：40mm
  ③ 最小角度（minimal angle）：默认（20°）
- 纤维示踪（图 4-3）
  (1) 在目标纤维束经过的区域内制作种子点 ROI（A）
  (2) 使用 1-ROI 法追踪（B）
  (3) 从绘制出的纤维束图中找到想要绘制的纤维束（B，箭头）
  (4) 在目标纤维束经过的其他区域内制作目标 ROI（C）
  (5) 使用 2-ROI 法追踪（D）
  (6) 如果混入了不需要的纤维束，则缩小 ROI 的大小后再追踪，或者通过 exclude ROI 进行排除，只描绘出必要的纤维束（E）

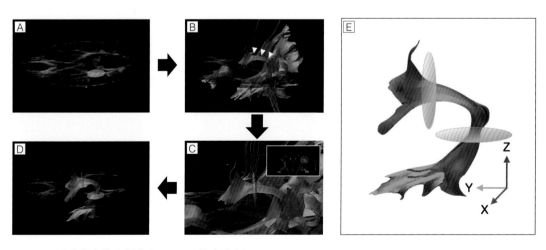

图 4-3　纤维束成像的制作方法，以弓状束为例

小贴士

纤维束成像的 ROI 的选择方法

　　绘制目标白质纤维束的追踪纤维束时,如何设置 ROI 效率更高? 特别是在病变引起纤维束偏移时或者脑水肿导致绘制困难时。其技巧之一,弄清楚目标纤维束穿行的断面和区域。例如,弓状束的水平断面是在颞顶交界区(temporo-parietal junction, TPJ),下额枕束的冠状断面是侧脑室三角区外侧(矢状层)等。为了确定这些区域,DWI 的弥散方向使用 3 色的可视化彩色编码图(color-coded map)将会有所帮助。

三、局限性

① 脑水肿、神经胶质瘤

　　除了肿瘤导致的脑水肿之外,在低级别脑胶质瘤的病灶内纤维束成像也会受到影响。由于在 T2 加权成像的高信号区域各向异性弥散低下,从而使纤维束的绘制变得困难。反过来,通过调整 FA 值大多情况下可以将肿瘤内的纤维束绘制出来,所以也可以说纤维束成像是可以发挥作用的。

② 挤压

　　被肿瘤压迫的神经纤维,与病变的对侧相比绘制出来的纤维束明显狭小。这种现象,除前文脑水肿之外也有单纯压迫的影响。实际上压迫会导致 FA 值高于病变对侧,但更强的压迫导致的损伤或脑水肿可能引起 FA 值下降[3]。

③ 弯曲

　　压迫引起神经纤维束发生较大的偏位,有时会出现较大的角度弯曲。这种情况下由于纤维束成像的局限,在绘制时可能出现纤维束的断裂。

④ 来自其他纤维束的干扰

　　要注意目标神经纤维与其他纤维交叉(crossing effect),或是与其他神经纤维平行走行(kissing effect)时的情况。前者用弥散张量成像难以绘出,即使用概率跟踪法绘制也比较困难。后者可以通过 2-ROI 法的 ROI 设置进行绘制,但如果不理解本来存在的神经纤维束,就有可能分析错误。

⑤ 其他

　　术后拍摄的 DTI,受积气、含铁血黄素等各种伪影的影响,纤维束的绘制变得困难。此外,术中保留下来位于手术切除残腔附近的神经纤维会受到脑脊液的影响变得较难绘制。

MRI 设备的差异

作者所在的医院使用了两种磁共振扫描仪,出现过机器之间绘制的纤维束成像不一致的情况。这是受检查空间尺寸,即孔径(圆的内径)和机架长度(筒的长径)的不同的影响。近年来为了追求检查空间的舒适性,扫描仪的内径变大、机架长度变短,这容易导致某些程度的图像失真,特别是在图像易变形的 DWI/DTI 中影响很大,需要格外注意。

挑战 DTI 的局限

为了解决 DTI 中交叉纤维的影响,获得更详细的弥散信息,有人采用多个方向的 MPG 和多个不同的 b 值,再加上其他种类的 DWI 组合在一起来解析。根据解析方法的不同,衍生出 Q- 空间成像(Q-space imaging,QSI)、弥散谱成像(diffusion spectrum imaging,DSI)、Q- 球成像(Q-ball imaging,QBI)、球面反卷积(spherical deconvolution)等各种各样的方法。但目前还没有哪一种方法比 DTI 更方便,应用在临床上的更是寥寥无几。

结语

在绘制术前纤维束成像时,人们常遇到的问题是,当机器无法顺利绘制出在某处应该有的神经纤维束时,人们很难判断这是真实的状况还是假阴性。为了做出正确的判断,就需要掌握神经纤维的常规走行部位,在其未被绘制出来时,应事先了解图像解析缺陷的形成原因。此外,已经有很多无法解析的纤维束成像通过术中直接电刺激得到了证明。希望本章可以成为故障诊断的参考。

📖 参考文献

❶ Conturo TE, Lori NF, Cull TS, et al. Tracking neuronal fiber pathways in the living human brain. Proc Natl Acad Sci U S A. 1999; 96: 10422-7.

❷ Mori S, Crain BJ, Chacko VP, et al. Three-dimensional tracking of axonal projections in the brain by magnetic resonance imaging. Ann Neurol. 1999; 45: 265-9.

❸ Kinoshita M, Nakada M, Okita H, et al. Predictive value of fractional anisotropy of the arcuate fasciculus for the functional recovery of language after brain tumor resection: a preliminary study. Clin Neurol Neurosurg. 2014; 117: 45-50.

(柯浩亮　李欢　李思睿 译　李志强　张捷 审)

5 术中唤醒手术的流程

木下雅史

▶ 概述 ▶

　　术中唤醒手术和全身麻醉手术的区别在于,在保持患者清醒的同时,努力减轻患者身心上的痛苦。保持唤醒与镇静、麻醉的平衡很重要,不仅是患者,对医务工作者来说也是一项压力很大的工作,但是通过唤醒手术方式得到的益处很多。手术没有必要全程保持唤醒,全身麻醉(asleep)开颅之后,唤醒状态(awake)下评估脑功能及切除病变部位,再次全身麻醉(asleep)后进行关颅处理。多数都是采用这种麻醉 - 唤醒 - 麻醉(Asleep-Awake-Asleep)法[1,2]。本方法的目的是为了最大限度地减少患者的痛苦,如果能够灵活地运用镇静,使用 Awake-Awake-Awake 法也是可能的。在此就一般使用的 Asleep-Awake-Asleep 法的流程进行说明。

一、从进入手术室到离开手术室(图 5-1)

① 进入手术室

　　为了减少清醒时的焦虑,术前模拟是必不可少的。在作者所在的医院,手术前一天让患者进入手术室躺在床上,进行模拟测试。此外,有必要让患者预先同参与唤醒手术的对话护士及测试员进行充分沟通。

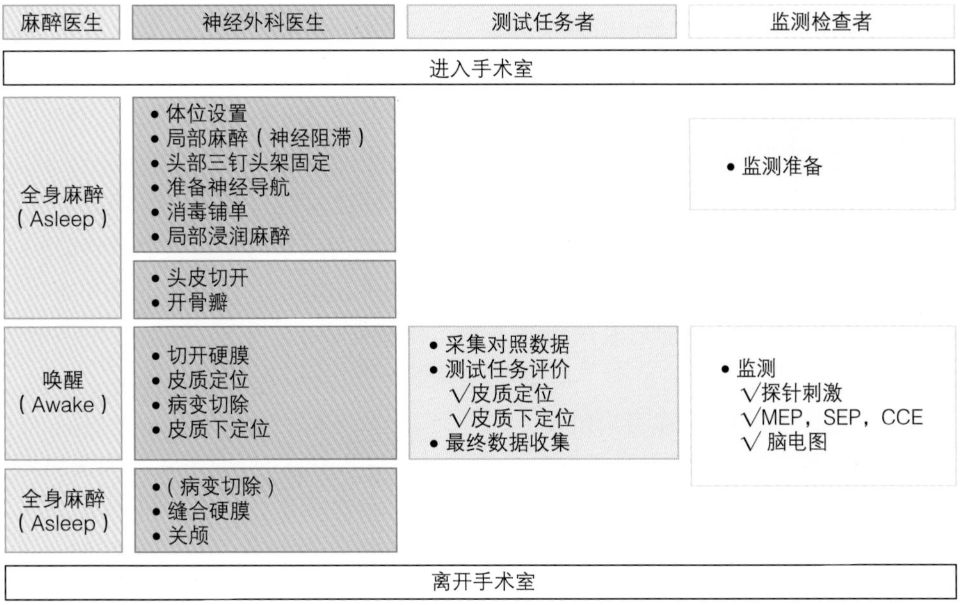

麻醉医生	神经外科医生	测试任务者	监测检查者
	进入手术室		
全身麻醉 (Asleep)	• 体位设置 • 局部麻醉(神经阻滞) • 头部三钉头架固定 • 准备神经导航 • 消毒铺单 • 局部浸润麻醉		• 监测准备
	• 头皮切开 • 开骨瓣		
唤醒 (Awake)	• 切开硬膜 • 皮质定位 • 病变切除 • 皮质下定位	• 采集对照数据 • 测试任务评价 　√皮质定位 　√皮质下定位 • 最终数据收集	• 监测 　√探针刺激 　√MEP, SEP, CCE 　√脑电图
全身麻醉 (Asleep)	• (病变切除) • 缝合硬膜 • 关颅		
	离开手术室		

图 5-1 唤醒手术的流程图

② Asleep 期（开始全身麻醉）

采用仰卧位的姿势行全身麻醉。用喉罩保证气道通畅不仅可以自主呼吸，也可以安全地予以辅助呼吸调节。全身麻醉之后，将患者调整为手术的仰卧位或侧卧位（图 5-2）。有痛的动脉导管及尿管的留置尽量在全身麻醉之后进行。下一步局部麻醉后固定头部并开颅。为了避免清醒时二氧化碳体内潴留导致的脑水肿及脑疝，硬膜切开应在清醒后再进行。但在进行第二次及之后的手术时，考虑到硬膜和脑的愈合，切开硬膜需要花费时间，最好在全身麻醉下进行。

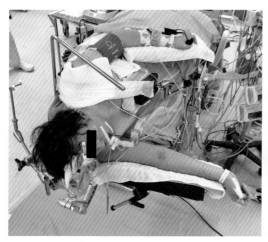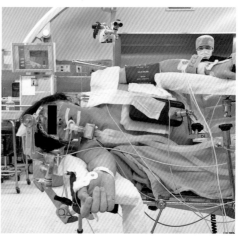

图 5-2 左病变侧卧位的一例（全身麻醉期）

③ Awake 期（从全身麻醉到清醒）

唤醒患者，取下喉罩。麻醉完全苏醒需要一些时间，在这期间有时会不稳定。需要注意突然的身体活动导致头部固定钉的滑动以及胸部固定架脱落导致体位不稳的危险。为了尽可能地保持正常的清醒状态，注意不要全身使用镇静药或镇痛药。但是，无法维持安静、实施测试任务困难以及维持清醒状态有危险时，必须考虑转为全身麻醉。硬膜切开时进行测试评估，直接电刺激之前采集对照数据能节省时间。在确定患者状态可以进行评估时，就可以开始计划皮质定位了。皮质下定位和病灶切除操作交替进行，将病灶切除后麻醉唤醒下的工作就完成了。另外，如果已经确定了重要的功能区域，可以在全身麻醉下切除残留病变。

④ Asleep 期（再次全身麻醉）

再次全身麻醉之后开始关颅步骤。再导入全麻时，如果头部为头钉固定状态，此时要确保呼吸道通畅需要极高的技术，麻醉科医师需要一定的熟练度。使用喉罩做气道管理比较方便，但若长时间地确保气道通畅时，请优先选择气管插管。

⑤ 离开手术室

术后经常会出现脑功能障碍，但在重要功能网得以保留的情况下，脑功能障碍问题很快会得到改善。

小贴士 **开始全身麻醉时采取仰卧位还是侧卧位?**

作者的所有病例全部采用侧卧位下术中唤醒手术。习惯侧卧位插管的医院认为,在全身麻醉诱导开始前,患者在有意识的状态下进行体位变换,可以顺利地将身体调整为疼痛程度最小的体位。而作者所在的医院通过比较分析仰卧位诱导和侧卧位诱导下,从麻醉开始到手术开始所需要的时间及疼痛,结果并没有发现侧卧位有优势。基于此,我们认为仰卧位下行全身麻醉诱导更安全。

二、 手术使用的工具

术中唤醒手术的顺利完成需要许多人的协作,同样也必须借助各种各样的医疗器械。下面介绍作者所在医院使用的器械(图 5-3)。

① 电刺激设备

目前,日本国内能用于人身上的刺激装置的种类十分有限。用于皮质电刺激的装置也能用于皮质下。最好有能同时测定运动诱发电位或躯体感觉诱发电位和脑电波的机器。例如:Neuro-Master(日本光电)(图 5-3A)。

② 多画面显示器图像记录装置

能够同时观察术野及患者状态的多屏显示器十分有用。在回看数据时也非常方便。术中一边观看图像,一边对刺激部位和症状实时地进行观察并作出评价,但实际动作在显示屏上的显示会有微小的时间延迟,因此需要注意。例如:金泽大学用的多屏显示器记录装置(图 5-3B)(参见第 3 章)。

③ 测试任务显示装置

能够远程操作,且头部固定的患者能够观察到测试画面的带活动臂的显示器,在术中使用较为方便。通过安装麦克风和小型照相机还能够进行记录。例如:金泽大学用的测试任务显示装置(图 5-3C)。

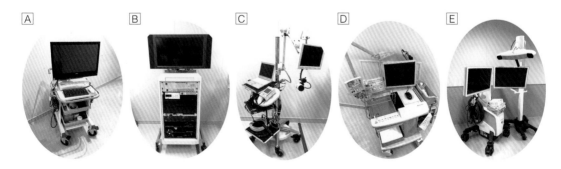

图 5-3 唤醒手术时使用的医疗器械

④ 脑电图仪

脑电图仪(图 5-3D)主要用于皮质脑电图的记录。在后述的测定刺激后放电(after discharge)中不可缺少。

⑤ 神经导航系统

在唤醒手术中,该系统是处理与正常脑边界不清楚的病变时必需的设备。特别是白质神经纤维束成像的信息格外重要。有的神经导航系统可以在手术显微镜的成像系统内,展现由术前 MRI 数据重建的纤维束。这是提高手术效果的重要图像分析工具,虽然价格昂贵,但不可或缺。例如:Brainlab、Medtronic 等产品(图 5-3E)。

⑥ 手术显微镜

⑦ 超声外科吸引器

例如:CUSA、SONOPET。

器械研发

在唤醒手术中,人们认为有用的工具并不一定可以在市面上买到。作者所在医院使用的装置也包括自行研发的器械。当然,手术室中可以使用的医疗器械都有严格的限制。研发器械时必须考虑到其使用目的及安全性,另外,听取各专业的手术人员和医疗器械制造商的意见也很重要。

三、 局部麻醉的部位、药物及剂量

术中唤醒手术时完全阻断手术部位的痛觉是必要的。开颅后唤醒时,患者没有述说疼痛,就可以认为疼痛控制大致成功了。因此,皮肤的局部麻醉非常重要。使用长效局部麻醉药,对头钉固定部位和皮肤切口周围进行浸润麻醉,阻滞切皮区域的神经。神经阻滞应掌握神经的走行部位和支配区域,以眶上神经、耳颞神经、枕大小神经为主(图 5-4)。在利多卡因中加上可以长时间镇痛的罗哌卡因和左布比卡因。掌握局部麻醉药的极量,注意麻醉药中毒引起的低血压。作者所在医院使用 1% 利多卡因 10~20ml 与 7.5% 罗哌卡因 10~20ml 混合后在铺巾前使用,手术开始时沿着皮肤切口线注入含 0.5% 肾上腺素的利多卡因 10~20ml。需要注意局部麻醉药的使用极量标准是:利多卡因 5mg/kg,罗哌卡因 3mg/kg,左布比卡因 3mg/kg。但从作者所在医院使用实例

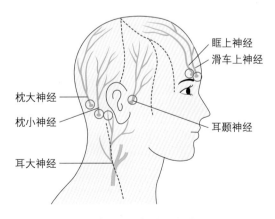

图 5-4 头皮的神经和局部麻醉部位

眶上神经
滑车上神经
枕大神经
枕小神经
耳颞神经
耳大神经

来看,成人一般使用最大剂量之后未见局部麻醉药中毒的情况。

从头皮往深处去,颞肌牵扯会导致疼痛,因此需要追加使用局部麻醉。此外,唤醒状态下硬膜切开时患者可能会感觉疼痛,可以在开颅范围内可见的脑膜动脉附近的硬膜内外膜之间,使用 25 号左右的细针注入利多卡因。

小贴士

浸润麻醉的诀窍

作者所在的医院,疼痛管理中最有效的是皮肤切开部位周围的浸润麻醉。使用这种方法后,因术中疼痛而中断手术的次数大大减少。因此,对头皮切口和翻转的皮瓣区域进行浸润麻醉是操作的要点。

四、全身麻醉下的手术:切皮和开颅范围的确定

术中唤醒手术时,在评估病变周围的皮质功能方面,开颅范围最好大于切除脑肿瘤所需的范围。其主要目的是暴露出额下回后方和运动感觉区等,这是在决定最佳的电刺激强度时容易得到阳性定位的区域。在大部分病例的左右大脑半球中,电刺激中央前回腹侧部和额下回盖部,可以看到发声相关的肌肉收缩引起的构音障碍或者作为负性运动反应(negative motor response)的发声停止。刺激强度的设置方法将在其他章节进行介绍。考虑到确认刺激后放电得到的刺激阈值和皮质 - 皮质间诱发电位(cortico-cortical evoked portential)评估用的电极插入,大范围开颅是必需的。此外,术中唤醒手术时有时会有痉挛发作,为了避免发作时伴随脑膨出导致物理性脑损伤,同时使用冷水冲洗皮质可以有效抑制癫痫波的大范围扩散,因此将皮质大面积露出比较安全。

小贴士

阳性定位技术 vs 阴性定位技术

有报道称,如果与 6mA 直接电刺激后产生语言停止的部位保持 1cm 以上的距离,则该部位不会出现永久性的神经丧失症状[3]。利用这个法则,人们提出了在一定的条件下如果没有反应就可以切除的"阴性定位技术"。用这个方法可以将开颅范围控制在最小程度。但是,与假阴性的区分是非常重要的,在功能定位经验不足的情况下,以及在 fMRI 等术前评估中发现功能区域不典型时,推荐改用"阳性定位技术",一定要鉴定功能区域后再行切除。

五、术中唤醒手术和全身麻醉下的手术

被唤醒的患者处于颅骨被打开,大脑外露的状态。换言之,患者必须在极其严酷

的情况下保持意识、接受指令,所以医护人员需要尽量将唤醒时间控制在最小限度。在唤醒状态下应该进行的操作是硬膜切开、皮质定位、皮质下定位以及病变的切除。在确定了病变区域与功能区的界线之后,切除病变时应在全身麻醉的状态下进行。例如,对左侧颞叶前部肿瘤,一般在确定了后方的语言区域后,前颞叶的切除最好在全身麻醉下进行。此外,为了尽可能地压缩术中的唤醒时间,有步骤地进行手术是非常重要的,从全身麻醉唤醒时意识还没有完全恢复的状态下就进行硬膜切开、测试评价的准备等。术中唤醒手术的详细手术技巧将在第 8 章术中唤醒手术的手术技巧进行介绍。

结语

本章介绍的术中唤醒手术的基本流程基于日本唤醒外科学会制定的术中唤醒手术指南[1,2]。本章叙述了本科室采用的术中唤醒手术的大致流程,但目前仍在不断改进以求进一步优化。各医院最好能参考本流程制定适合自己的术中唤醒手术程序。

📖 参考文献

❶ 日本 Awake Surgery 学会,编. 覚醒下手術ガイドライン. 東京: 医学書院; 2013.

❷ Kayama T; Guidelines committee of Japan awake surgery conference. The guidelines for awake craniotomy guidelines committee of the Japan awake surgery conference. Neurol Med Chir (Tokyo). 2012; 52: 119-41.

❸ Sanai N, Mirzadeh Z, Berger MS. Functional outcome after language mapping for glioma resection. N Engl J Med. 2008; 358: 18-27.

（柯浩亮　马超 译　李志强　张捷 审）

6 测试任务执行者的准备

中嶋理帆

▶ **概述** ▶

　　手术之前必须做三项事情：①术前的功能评估，②术中测试任务的准备和训练，③与患者建立信赖关系。为了确保术中监测的准确性，正确把握术前患者的功能（运动、感觉、语言、其他高级脑功能等）哪些有问题、哪些没有问题是很重要的。另外，为了让患者顺利地回归社会生活以及判断唤醒手术的效果，手术前后的评估是不可或缺的。并且，测试任务执行者需要在手术中帮助患者圆满地完成测试任务。特别是在高级脑功能的任务中，如果患者不能认真对待任务，评估将难以完成。另外，对于手术中面对患者的测试任务执行者而言，在术前掌握患者的家庭、社会背景、工作、兴趣、性格等，与患者建立充分的信赖关系也很重要。

一、 时间安排（图6-1）

　　从术前一周左右开始，分几次对患者进行功能评估。然后，根据其他影像学检查和功能评估的结果，以及患者的社会背景和需求，决定术中的任务（详细参照第9章"术中唤醒手术的测试任务"）。在手术前1~2天与患者进行术中任务练习，并在手术前一天进行手术室模拟。

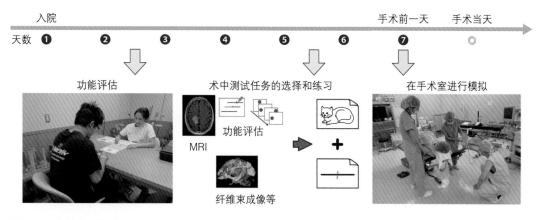

图6-1　术前的时间表

二、 功能评估和检查方法

　　功能评估原则上是在手术前后进行相同的检查。评估时为了客观地把握变化，选择能够用数值记录的检查方法。即使初看没有症状，术后也有可能出现新的症状，所以最好在术前进行功能评估,确认没有问题。

　　表 6-1 列举了一个评估对象的例子,包括基本功能和检查。检查应根据病变部位,制定出囊括运动、感觉、语言及其他高级脑功能等所有方面的计划。这里列举的是需要检查有无障碍的最基本的功能,除此之外还可能存在各种高级脑功能障碍,因此应根据症状适当选择检查。但是,由于术前评估的时间有限,因此在选择时必须考虑患者的负担。另外,评估方法的详细内容请参照相关书籍。

表 6-1　症状和评价法

功能	症状	评估方法
运动	瘫痪,协调运动障碍	Brunnstrom 康复分期(BRS),徒手肌力检查(MMT),握力检查,Purdue 钉板测试(PPT)
感觉	浅表 / 深部感觉障碍	Semmes-Weinstein 单丝检查,10 点法,运动觉、位置觉
语言	失语,失读,书写障碍	Western Aphasia Battery(WAB)失语症检查,日本标准失语症检查(SLTA)
智力,认知功能	(整体)认知功能低下	简易精神状态检查量表(MMSE),长谷川简易智力评价量表(HDS-R),韦氏智力测试表(WAIS),日本成人阅读测试(JART)
注意力	注意障碍、抑制障碍	标准注意力检查法(CAT),抹去检查,连线测试(TMT)A 和 B 部分,Stroop 色字干扰测试
记忆,作业记忆	记忆障碍	韦氏记忆量表(WMS),语言性 / 视觉性记忆范围,Rey 听觉词语学习测试(RAVLT),Rey-Osterrieth 复杂图形(ROCF),标准语言性联合学习检查(S-PA),2-back 任务测试,阅读广度测试 / 聆听广度测试
视空间认知	单侧空间忽略	行为注意障碍测试(BIT)(抹去检查、线段二等分检查、临摹测试、描绘测试等)
心智化	心智化障碍	成人版表情认知检查,绘画排列测试
行为	意念动作障碍,工具使用障碍	WAB 失语症检查,标准高级动作性检查
视觉	视觉失认,相貌失认	标准高级视知觉检查(VPTA)
执行功能	执行功能障碍	执行缺陷综合征行为评价(BADS)

三、　测试任务的练习

　　为了使患者理解术中测试任务的做法,花费时间进行练习是必不可少的。在练习测试任务时,要向患者说明各个任务的意义,即为了调查什么而进行这个任务,有可能出现什么样的症状。特别是,要根据患者的自觉症状判断有无阳性结果,如感觉和视野的测试任务,事先告知患者可能出现的症状是非常重要的(参照第 9 章术中唤醒手术的测试任务的"感觉"和"视觉"部分)。这是因为,如果患者本人不理解任务的意思,尽管术中出现了一些症状,但不少患者会认为"这种轻微症状没事""我可以忍耐"等等,因而无法给出正确的反馈,这种情况并不少见。另外,让患者知道通过电刺激或伴随切除操作"术中会出现某种症状",可以消弭术中患者的恐慌,促使其完成任务。

针对术中要做的测试任务项目,患者在术前练习的时候回答正确率必须接近100%。如果不能100%正确回答但希望对该功能进行评估,就需要降低难度或只选择能够正确回答的题目。这是因为如果包含术前无法回答的题目,术中出现问题时,就无法判断是患者原本就无法回答,还是电刺激引起的阳性症状。

另外,如果术前尝试上述方法,但依然无法得到几乎100%正确回答,此时就可认定该功能不适合作为术中评估的功能。并且需要注意的是,已经出现了某种功能低下的患者,手术中的表现比术前下降的情况多见。因此,对于可以调整难易度的测试任务,事先准备较为简单的题目,术中唤醒时如果认为完成常用题目困难时,则需切换为难度较低的题目。

手术室内情况的模拟是至关重要的,让患者事先了解手术中从麻醉醒来时的情况以及手术中的情况,以便患者以平和的心态进行复苏、拔管。让患者切身躺在手术台上并做出术中的体位,此时须再次说明术中的情形。恐怕在这个时候,患者才有了手术中的具体印象,如此便可以平静地迎来手术日。另外,对术中唤醒和测试任务的执行、体位保持等方面,如果测试者觉得有不妥的地方,最好事先告诉护士或术者等。

结语

大多数情况下,患者完全想象不出"开颅手术中醒来完成测试任务"会是什么样子,因此很多患者会感到过度的焦虑。另外,语言和其他高级脑功能的任务通常是在能集中精力的安静环境中、在桌边进行的,而在唤醒手术中,患者必须以躺下的姿势,在有噪声且在极其特殊的开颅手术环境中进行。为了在手术中进行正确的监测,需要患者静心集中于任务,即使有些许疲惫也要努力完成任务。患者的配合是必不可少的。因此,需要留出充足的时间进行术前的准备。

小贴士

初次经历术中唤醒手术的患者往往会感到焦虑。最大的问题是,手术中通过电刺激诱发了某种症状,患者就会对症状的出现感到吃惊,预想到以后会留下症状也会令其焦虑。另外,执行测试任务时,不断出错的话也会导致患者失去继续下去的欲望。为了防止这些情况,事先向患者本人充分说明术中可能出现的症状及其意义是很重要的。另外,对患者本人说明到何种程度,由谁来说明,需要在团队间充分协商,然后谨慎实施。

(马超 张晴 译 张捷 审)

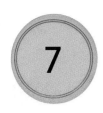

7 术中唤醒手术的麻醉

松久大希

▶ **概述** ◀

　　术中唤醒手术的麻醉管理,是让全身麻醉的患者在术中暂时唤醒的状态下进行手术,因此通常需要和全身麻醉不同的特殊管理。在术中进行唤醒,为了保留语言、运动等脑功能,麻醉管理必须要保证一边进行测试任务,一边最大限度地切除病变。在本章中,将根据作者所在医院开展术中唤醒手术的麻醉管理现状,具体阐述术前检查到术中管理等流程。

一、术前检查

　　术前检查需要判断患者全身状况在术中是否能够耐受唤醒状态的任务,是否能协助完成任务,以及是否能够承受唤醒中可能发生的状况等。术前检查的检查清单如下(**表 7-1**)。

表 7-1　术前准备时的检查清单

□上气道	插管困难风险,睡眠呼吸暂停综合征,病态肥胖,胃食管反流症,慢性咳嗽,吞咽障碍
□有痉挛	药物疗法,痉挛的现状
□恶心、呕吐	既往,女性,青年,非吸烟者,晕车
□颅内病变	颅内压增高症状,肿瘤部位,出血倾向
□患者特性	合作性,情绪控制,沟通,失语,瘫痪

　　术中唤醒手术的麻醉与通常的全身麻醉管理不同,患者要在术中清醒的状态下进行手术,因此患者要承担一定的身心压力。除了通常的术前检查之外,还需适当地评估患者是否能够在术中清醒的状态下安全地进行手术。没有患者的协助,手术就无法顺利进行,所以不合作的患者、情绪难以控制的患者、沟通有困难的患者是绝对禁忌的[1]。此外,还有必要确认患者有无失语、瘫痪及整体认知功能,在此基础上,进一步研判术中测试任务是否能够顺利进行。相对需要注意的因素有:病态肥胖、睡眠呼吸暂停综合征、胃食管反流综合征、吞咽困难、慢性咳嗽、预测插管困难等气道管理问题,还有易出血的脑肿瘤等[1]。

二、术中唤醒手术麻醉管理的危险因素

　　术中唤醒手术麻醉的并发症有疼痛、气道问题、恶心、呕吐、痉挛等。正确处理好各种并发症就可以安全地进行术中唤醒手术。**表 7-2**列举了麻醉管理过程中的风险因素。

表 7-2　麻醉管理中的风险因素

① 插管困难
小下颌,颈部粗短,张口 / 后仰受限,肥胖
② 肥胖
BMI>30
③ 恶心、呕吐的风险,或既往史
年轻人,女性,非吸烟者,晕车
④ 有痉挛

　　BMI,体重指数。

　　如果在术前评估中预测到术中可能出现并发症,积极避免是很重要的。术中,受患者侧卧位和头颈部三点固定的影响,气道管理十分困难,因此预计插管困难的患者是术中唤醒的注意点。特别是有报告称 BMI 为 30 以上时容易发生气道管理困难,这时需要格外注意[2]。确认痉挛控制是否良好,如有必要与术者商量,在术前令患者内服抗痉挛药[3]。另外,关于恶心、呕吐,对其风险因素(年轻人、女性、非吸烟者、有恶心呕吐史)进行评估,必要时可以与术者商量预防性给药[4]。

三、从进入手术室到离开手术室的流程(图 7-1)

　　关于术中唤醒手术的术中麻醉管理,一种是自始至终在清醒状态下的局部麻醉管理,另一种便是使用右美托咪定等镇静药进行有意识情况下的镇静,然后在全身麻醉过程中唤醒后进行手术的"麻醉 - 唤醒 - 麻醉"(Asleep-Awake-Asleep,AAA)管理。作者所在的医院采用 AAA 技术[5]进行唤醒手术,AAA 技术对患者的精神和身体负担最小。

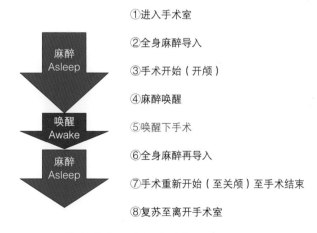

①进入手术室
②全身麻醉导入
③手术开始（开颅）
④麻醉唤醒
⑤唤醒下手术
⑥全身麻醉再导入
⑦手术重新开始（至关颅）至手术结束
⑧复苏至离开手术室

图 7-1　作者所在医院的麻醉管理流程:Asleep-Awake-Asleep 技术

1. 进入手术室

麻醉科医生、病房/手术室护士需同时对患者麻醉同意书、手术同意书、输血同意书等文件进行确认。另外，再次确认有无失语、瘫痪（在作者所在的医院，考虑到意识水平有可能影响术中测试任务，因此不术前用药）。特别是手术室内的测试任务与术前检查不同，非常重要。关于失语，要根据患者的情况，如果是轻度到中度，部分患者也可以进行术中唤醒手术。关于瘫痪，即使不是完全瘫痪，术中表现欠佳的可能性也很高，所以要慎重考虑。

2. 全身麻醉

让患者仰卧在手术台上，戴上标准监测仪器（无创血压测量仪，SpO_2，心电图），在术中测试任务侧和对侧的上肢建立静脉通道。接着进行全身麻醉导入，采用全静脉麻醉，面罩给氧（5~6L/min），静脉给予硫酸阿托品（0.05%）0.5mg 以抑制唾液的分泌。

麻醉成功后改为侧卧位。术者与护士一起，用医用真空负压夹板、胸部支具固定体位。术中唤醒手术时使用的麻醉镇静药的特征见**表 7-3**。镇静药以对执行测试任务时的清醒状态影响较小为佳，可使用短效、有抗痉挛和止吐作用的丙泊酚[6]。该类镇痛药的特征见**表 7-4**。镇痛药我们使用短效的瑞芬太尼（静注 2mg）[7]。我们使用中时程的肌肉松弛药罗库溴铵（静注 50mg/5.0ml），它的优点是有拮抗剂舒更葡糖钠（静注 200mg）可用。将丙泊酚以靶控输注（target controlled infusion，TCI）1.5~3μg/dl（效应室浓度）和瑞芬太尼以 0.05~0.1μg/（kg·min）静脉内持续给药。

意识消失、呼吸停止后，通过面罩给氧确认呼吸通畅，必要时静脉注射肌肉松弛药罗库溴铵（0.6mg/kg）。2~3 分钟后通过声门上气道装置（i-gel®，男性 #4，女性 #3）确保呼吸通畅。用声门上气道装置保持呼吸道通畅，要选择对声带没有侵袭、不影响之后术中测试任务发声的器械[8]。另外，由于插入了胃管，可以减少误吸的风险，还具有可插入气管插管的优点（见后文）。**表 7-5** 列出了目前使用的声门上气道装置侧卧位操作的有关特征。

表 7-3　唤醒手术中镇静药的选择

	异丙酚	吸入麻醉药 （七氟烷 *、地氟烷 **）	右美托咪定 ***
优点	作用时间短（唤醒快），止吐作用，抗痉挛作用	血液/气体系数低（唤醒快），循环抑制小，无个体差异	止吐作用，呼吸抑制小
缺点	循环/呼吸抑制，有个体差异	ICP 上升、呼吸抑制、呼吸道刺激性（地氟烷）、大气污染（手术室内麻醉药泄漏）	心动过缓、作用时间中等（唤醒延迟的可能）

* 七氟烷吸入麻醉剂；

** 地氟烷吸入麻醉剂；

*** 右美托咪定静脉注射液 200μg。

表 7-4 唤醒手术中镇痛药的选择

	瑞芬太尼	芬太尼 *
优点	作用时间短（唤醒快）	循环 / 呼吸抑制小
缺点	心动过缓，呼吸抑制	中时间作用性（唤醒延迟的可能）

* 芬太尼注射液 0.1mg。

表 7-5 侧卧位声门上气道装置的特征

	LMA-Classic™	LMA-ProSeal™	Air-Q™	i-gel®
留置胃管	×	○	×	○
可气管插管	×	×	○	○
误吸的危险性	有	很低	有	很低
舒适性	+	+	+	++
漏气、移位	++	++	++	+

呼吸管理是指通过监测呼气二氧化碳来调整通气量，调节呼吸设置为容量控制模式（volume control，VC）或压力控制模式（pressure control，PC）。这是为了尽量减少自主呼吸导致术野吸入的空气栓塞。另外，在术中测试任务侧和对侧的上肢增设静脉通道，并放置有创动脉压力监测器。不建立中心静脉通道。因为存在发生血肿、气胸等并发症的风险，也可能会影响术中测试任务的实施，因此作者所在的医院采用了两条 20G 以上末梢静脉通道为基础的静脉置管[9]。作为追加的监测，放置测温型导尿管来监测尿量和体温。最后，为了预防误吸，从声门上气道装置置入胃管。

麻醉导入时，麻醉机通常放置在患者头部右侧。麻醉导入后，将麻醉机移动到面向患者一侧的脚侧。这样进行呼吸管理时可以接近头颈部，也为手术操作和测试任务执行者执行术中测试任务留下空间。这个时候，医生、护士、医检师一起进行患者手术核对，核查后在局麻下进行头部三点固定，头钉固定部位事先进行局麻。局部麻醉药用长效的 0.75% 盐酸罗哌卡因水合物（7.5mg/ml）和短效的 1% 盐酸利多卡因液进行等量混合后使用。要注意给药量，以免引起局部麻醉药中毒[10]。与术者一起确认头颈部三点固定的角度，以避免声门上气道装置漏气，通常固定在正中位。如果通气时漏气明显，对头颈部的角度、声门上气道装置的种类（LMA Classic/ProSeal，air-Q）和大小进行调整。之后术者进行神经导航的设置。在对头部进行消毒之前，安装脑电双频指数（bispectral index，BIS）监测器（BIS Complete Monitoring System，COVIDIEN Japan），手术前的麻醉就完成了。

麻醉后，由于几乎没有疼痛刺激，血压下降常见，必要时静脉给予升压药（去氧肾上腺素 0.05~0.1mg，去甲肾上腺素 25~50μg）。在脑血流的监测上，特别是在颈动脉高度狭窄、颈动脉血流有亢进的情况下，为了安全可以增加无创混合血氧饱和度监测系统（INVOSTM，COVIDIEN Japan）进行脑内氧饱和度的监测。通常可用 BIS 监测仪代替。

3. 手术开始

在镇静方面,BIS 监测维持在 60 左右,持续静脉注射异丙酚来维持麻醉[11]。镇痛方面,由于皮切口做了局部麻醉,所以几乎没有疼痛,用瑞芬太尼 $0.05\mu g/(kg\cdot min)$ 左右基本就能控制好疼痛。由于从麻醉导入到开始唤醒只有 1 小时左右,所以一般不需要追加使用肌肉松弛药。当患者身体活动导致手术困难时,需要进行严格的肌肉松弛管理,因此要在肌肉松弛监测(TOF watch®,MSD)下,来保持肌肉松弛状态(TOF 计数 1~2)。

4. 麻醉唤醒

导入麻醉后约 1 小时,切开硬脑膜暴露脑表面前,术者发出唤醒的指令。唤醒前用胃管将胃内容物吸出并拔出胃管。停止使用镇静药(异丙酚)和镇痛药(瑞芬太尼),等待患者清醒。唤醒前为抑制恶心和呕吐,静脉内注射类固醇(地塞米松磷酸钠注射液 6.6mg)。大约 20 分钟后,在身体活动的同时,会出现咽反射和自主呼吸。通过呼唤,确认患者意识(格拉斯哥昏迷评分 E3~4 V5 M6),在确认自主呼吸充分后,拔除声门上气道装置。如果有呼吸困难的感觉,静脉内注射必要剂量肌肉松弛剂的拮抗剂舒更葡糖钠(2~4mg/kg)。观察 5 分钟左右,如果意识、呼吸、循环都没问题(Aldrete 评分 9 分以上,但意识状态得 2 分)(**表 7-6**),此时可以告知术者已经完成唤醒,开始术中测试任务(**图 7-2**)。

表 7-6　Aldrete 评分系统

	活动性	分数
运动能力	所有四肢	2
	任何两个肢体	1
	无	0
呼吸	深呼吸并有咳嗽反射	2
	呼吸抑制或浅而受限的呼吸	1
	无呼吸	0
循环	与术前血压相比血压变动在 ±20mmHg 范围	2
	血压变动在 ±20~50mmHg 范围	1
	血压变动在 ±50mmHg 以上	0
意识状态	完全唤醒状态	2
	可响应呼叫	1
	无反应	0
肤色	正常	2
	苍白,感觉不好的颜色	1
	发绀	0

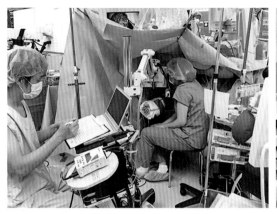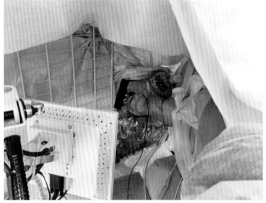

图 7-2 测试任务执行者进行术中测试任务
由作业治疗、语言听力康复师进行术中测试任务(左)。看着显示器上的照片对任务进行回答(右)

唤醒时常见的并发症是疼痛、恶心、呕吐。关于疼痛,如果是切口疼痛,就从术野进行局部麻醉。此外,三钉头架固定部位的隐痛、膀胱球囊的不适感、体位引起的身体不适等,基本处理方法是与测试任务执行者及护士一起,为除去痛苦而进行安抚,如果效果不佳,可以用对乙酰氨基酚(1 000mg)静脉注射 15mg/kg。在镇痛药的选择中需要注意的是,选择能够维持意识水平的药物,保证完成测试任务。麻醉药物会引起意识水平的变化、呼吸状态的下降、恶心、呕吐等,因此不建议使用。在作者所在的医院,不使用非甾体抗炎药。进行光动力学诊断用的氨基乙酰丙酸盐酸盐一般在手术当天早上给药,说明书中写:光线过敏症的患者禁止使用。恶心、呕吐时首选甲氯普胺(注射液 10mg)静脉注射,之后如果没有改善,在与术者商量的基础上,可以追加使用丙氯哌嗪(肌注 5mg),因为此药可能会影响意识水平。

小贴士

从呼叫唤醒到实现唤醒的要点

停用镇静药和镇痛药后,患者二十分钟左右便可清醒。因为镇痛的作用,患者的苏醒相对平静。拔管基本上与普通的全身麻醉相同。但侧卧位头颈部被固定,开颅暴露出脑表面,这些与平常的拔管不同。需要充分注意呼吸状态、意识水平的变化。此外,手术人员、测试任务执行者、护士需要共享信息,以便应对各种突发情况。血压会伴随着唤醒逐渐上升。唤醒时血压常常增高,若非疼痛引起,可在必要时使用降压药(盐酸尼卡地平)。

5. 唤醒下手术

作业治疗师、语言听力康复师、临床检查技师一起实施测试任务,同时进行手术。

6. 再次进入全身麻醉

在唤醒状态下的手术操作结束时,术者会再次指示进行全身麻醉。手术暂时中断,医生与护士一起再次进行全身麻醉,麻醉师最少需要 2 人。用面罩给氧(5~6L/min)5 分钟左右,静脉内持续注射镇静药(丙泊酚,TCI 1.5~3μg/dl 效果部位浓度)、镇痛药[瑞芬太尼,0.05~0.1μg/(kg·min)]。在患者意识消失、呼吸停止后,通过面罩通气确保气道通畅。一名麻醉医师固定面罩(图 7-3),另一名进行球囊通气。确认可以通气后,注射肌肉松弛药(罗库溴铵 0.6mg/kg),约 1 分 30 秒后通过声门上气道装置(i-gel®,男性 # 4,女性 # 3)确保呼吸通畅。

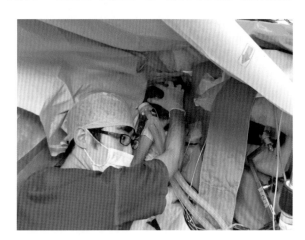

图 7-3 再次麻醉时通过面罩确保气道

接下来进行插管,通过 i-gel 插入适当尺寸的气管导管。插管后通过纤维支气管镜确认气管插管的前端位于距气管分叉部 2~4cm 的位置后,用胶带固定 i-gel 插入部。插管完成后告知术者,继续进行手术。这一系列的麻醉管理是在侧卧位状态下进行的,其详细情况将在后文叙述。

小贴士

从开始麻醉到麻醉成功的诀窍

如何确保气道通畅是关键。侧卧位的麻醉与最初的麻醉有所不同,为了确保气道通畅,侧卧位麻醉需要两名麻醉师进行气管插管。另外,呼吸道管理难度更高,因为术野的覆盖物、显微镜、手术器具台等导致可利用的患者颈部空间有限。呼吸道管理通常从头部操作,但由于术野的关系,不得不从脚侧来进行呼吸道管理。另外,口腔内水肿明显的情况较多,头部由三钉头架固定在正中位,因此,存在面罩通气困难、喉头打开困难、插管困难等问题。在插管完成之前手术应暂时中断,当难以保证气道通畅时,应与神经外科医生、护士一起迅速使患者恢复仰卧位,以保证气道畅通。

---

7. 手术再次开始到手术结束

此期间的麻醉管理与一般脑神经外科的麻醉管理相同。作者所在的医院,对患者静脉内持续给药丙泊酚(TCI,1~1.5μg/dl 效果部位浓度)、瑞芬太尼[0.05~1.0μg/(kg·min)],每 30 分钟静脉内间歇给药罗库溴铵(0.2~0.3mg/kg),进行全静脉麻醉(total intravenous anesthesia,TIVA)管理。

8. 麻醉复苏到离开手术室

一般在手术结束后,再次进行麻醉复苏。拔管后,确认患者意识水平、呼吸、循环均无问题(Aldrete 评分 9 分以上),方可离开手术室。

四、麻醉中的注意事项

1. 侧卧位麻醉(图 7-4,图 7-5)

作者所在医院采取的是侧卧位麻醉管理。因此,患者处于侧卧位进行再插管以及应对紧急情况。侧卧位麻醉有其优缺点,需要我们提前进行了解(表 7-7)。

优点

侧卧位的优点是,麻醉时舌根后坠的程度较轻,所以气道通畅性高,适合通气。另外,LMA 的插入也较为容易[12]。呕吐时可以减少误吸的风险。

缺点

最大的问题是气道管理。与通

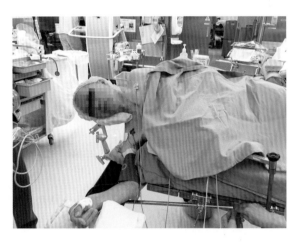

图 7-4 侧卧位麻醉导入前

常的仰卧位气道管理相比,当患者出现通气和插管困难时,往往难以处理。上肺的下垂导致痰堵塞气管,容易引起下肺的无法充气。麻醉中,随着下肺的含气减少,通气血

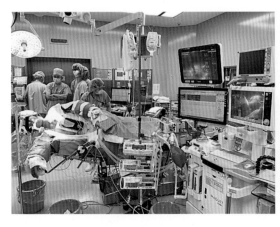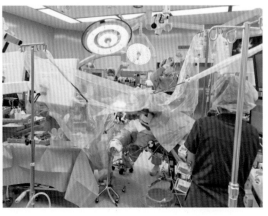

图 7-5 侧卧位麻醉导入后手术前(左),铺单状态(右)

表 7-7　侧卧位的优缺点

优点	缺点
• 气道通畅性高	• 通气困难、插管困难、循环不畅时的紧急应对比较困难
• LMA 易于插入	• 气管的痰堵塞
• 误吸风险低	• 下肺野的无气肺
• 可以减少麻醉时间	• 通气血流比不匹配(麻醉中)
	• 需要体力

流比出现不匹配,氧饱和度降低。气道出现问题而需要外科气道保障时,以及由于循环不全而需要胸骨按压的复苏处理等紧急情况时,侧卧位的劣势就会凸显。

对策

当面罩通气、声门上气道装置出现通气困难时,必须立即恢复仰卧位。在循环方面,如出现休克血压、心跳停止等紧急情况时,应该如何应对,是否需要恢复到仰卧位等,这些情况需要有相应的紧急处理制度[13],并告知神经外科医生、护士、任务测试人员,只有如此,侧卧位麻醉才能成功。

2. 唤醒手术无法继续的情况及其应对措施

在患者出现精神状态、术中并发症等无法协助完成术中测试任务时,唤醒手术无法继续进行时,应迅速进行全身麻醉管理,具体见**表 7-8**。

表 7-8　不能继续唤醒手术的理由

• 唤醒不良(缺乏定向力)
• 谵妄(意识不清),情绪失控,无法沟通
• 疼痛、恶心、呕吐、痉挛控制不佳
• 通气、呼吸衰竭(呼吸困难,$PaCO_2>50mmHg$,$PaO_2<60mmHg$)
• 循环波动(平时血压 ±30% 以上)
• 循环不全(休克、心脏停止)

首先,如果唤醒状态较差,是无法进行唤醒手术的。如果仅仅是麻醉药引起的唤醒延迟,只需等待即可。但是,在状态不稳定和身体躁动严重无法确保安全的情况下,唤醒手术是很难进行的。如果其原因是疼痛、恶心、呕吐、痉挛,需要对症处理,但如果控制不佳,则应立即停止唤醒手术。如果患者在唤醒过程中,出现气道阻塞、通气困难、出血和心源性循环衰竭等情况,并且处理或治疗改善不佳,则应暂时停止手术,并研讨是否重新开始[14]。另外,患者在唤醒后,无论如何劝说都拒绝进行手术时,也应终止唤醒手术。

📖 参考文献

❶ Dinsmore J. Challenges during anaesthesia for awake craniotomy. In: Brambrink AM, Kirsch JR, eds. Essentials of Neurosurgical Anesthesia & Critical Care. New York: Springer; 2012, p.197-206.

❷ Skucas AP, Artru AA. Anesthetic complications of awake craniotomies for epilepsy surgery. Anesth Analg. 2006; 102: 882-7.

❸ Kayama T. Guidelines committee of the Japan awake surgery conference: The guidelines for awake craniotomy guidelines. Neurol Med Chir(Tokyo). 2012; 52: 119-41.

❹ Apfel CC, Heidrich FM, Jukar-Rao S, et al. Evidence-based analysis of risk factors for postoperative nausea and vomiting. Br J Anaesth. 2012; 109: 742-53.

❺ Olsen KS. The asleep-awake technique using propofol-remifentanil anaesthesia for awake craniotomy for cerebral tumours. Eur J Anaesthesiol. 2008; 25: 662-9.

❻ Silbergeld DL, Mueller WM, Colley PS, et al. Use of propofol (Diprivan) for awake craniotomies: technical note. Surg Neurol. 1992; 38: 271-2.

❼ Berkenstadt H, Perel A, Hadani M, et al. Monitored anesthesia care using remifentanil and propofol for awake craniotomy. J Neurosurg Anesthesiol. 2001; 13: 246-9.

❽ Murata H, Nagaishi C, Tsuda A, et al. Laryngeal mask airway Supreme for asleep-awake-asleep craniotomy. Br J Anaesth. 2010; 104: 389-90.

❾ Cardenas-Garcia J, Schaub KF, Belchikov YG, et al. Safety of peripheral intravenous administration of vasoactive medication. J Hos Med. 2015; 10: 581-5.

❿ Archer DP, McKenna JM, Morin L, et al. Conscious-sedation analgesia during craniotomy for intractable epilepsy: a review of 354 consecutive cases. Can J Anaesth. 1988; 35: 338-44.

⓫ 長田 理, 鎌田ことえ. awake craniotomy と麻酔管理. 脳腫瘍（部位の確定）: ポイントは, 局所麻酔を的確に行って十分な鎮痛をはかること. Lisa. 2006; 13: 674-7.

⓬ Chen CH, Lin CC, Tan PP. Clinical experience of laryngeal mask airway in lateral position during anesthesia (Abstract). Acta Anaesthesiol Sin. 1995; 33: 31-4.

⓭ 鎌田ことえ. 麻酔科だからこそできる覚醒下開頭手術の術中管理. 日臨麻. 2015; 35: 795-803.

⓮ Piccioni F, Fanzio M. Management of anaesthesia in awake craniotomy. Minerva Anestesiol. 2008; 74: 393-408.

（马超　徐成仕 译　李志强 审）

木下雅史

8　术中唤醒手术的手术技巧

▶ 概述 ▶

实施术中唤醒手术的要点是：①良好的唤醒状态和镇痛（镇静）的并存，②安全有效的脑功能评价，③选择适当的测试任务。这些都是判断脑的目标区域是否可以切除的必要条件。本章将介绍清醒状态（Awake 期）的具体手术步骤，以及安全可靠地进行肿瘤切除的要点。

一、术中唤醒的时机

在唤醒后定位开始之前，需要考虑尽量使患者在良好的状态下苏醒。

1. 全身麻醉到苏醒所需的时间

近年来由于麻醉药的进步，从全身麻醉到苏醒的时间大大缩短。使用的麻醉药越少，苏醒花费的时间也就越短，且苏醒的状态良好。考虑到麻醉科医生和护士的准备时间，术者最好尽可能地提前发出唤醒的开始信号。在唤醒过程中，尽量减少电极和切除所需手术器具的准备时间。另外，对非初次手术的病例，因从大脑剥离硬脑膜需要较长时间，所以在考量手术程序时，要预见到完全清醒需要较长的时间。

2. 硬膜切开的时机

由于清醒前血液中 CO_2 浓度的上升和拔管时胸腔内压的上升，所以会出现脑的膨隆。根据脑肿瘤的部位和大小，在唤醒过程中，有时脑会向外过度膨隆，导致骨缘部的物理性脑损伤和皮质静脉受压引起灌注障碍，这可能进一步加重脑疝。因此，硬膜的切开建议在唤醒后进行。但对于非初次手术病例，由于需要花费时间剥离与脑表面粘连的硬膜，所以可以在唤醒前进行硬膜切开。对存在粘连的病例，即使唤醒需要花费时间，但为了将皮质损伤降到最低，唤醒手术也需慎重进行。

3. 疼痛的管理

局部麻醉极为重要，清醒时必须完全阻断手术创口的疼痛。唤醒前充分的局部麻醉基本可以避免疼痛。唤醒后切开硬膜时，为了对硬脑膜中动脉周围走行的三叉神经脑膜支进行有效的局部麻醉，可以在动脉近心端两侧外膜内膜间局部注射利多卡因。另外，伴随着术中操作，有时会出现新的疼痛，通过追加局部麻醉注射，可以改善因颞肌的牵引而引起的疼痛。追加给药时需要注意局部麻醉药的极量。清醒时会有轻微的头重感，但大部分情况下，除了头钉刺入部位和牵拉皮瓣的疼痛以外，不再有疼痛需要处理。如果局部注射后疼痛仍难以控制,可滴注对乙酰氨基酚和使用非甾体抗炎药栓剂,右美托咪定也有效果,但需要注意嗜睡和过度镇痛。

4. 麻醉药的影响

高龄病例和需要较长时间才能清醒的病例,由于残存麻醉药的影响,可能会出现清醒度不佳的情况。唤醒后会出现强烈的运动障碍和语言障碍,但大多会随着时间逐渐恢复,在恢复到适合功能评估的意识水平之前,耐心等待是很重要的。一边观察脑电双频指数(BIS)显示器的变化,一边判断唤醒下定位的开始时机。另外,在评估之前进行测试任务的练习和对照数据的收集过程中,唤醒程度一般会逐步提高,所以适当准备接下来的工作也很重要。

二、刺激强度的确定方法

脑功能定位大多使用直接电刺激,方法上应考虑其效果和对机体组织的安全性。探针电极在术中使用简便且有效,被认为是金标准[1]。一般如日本的唤醒手术指南所示,推荐设置为双相波(biphasic wave)或极性交替波(alternating wave),脉冲宽度 0.2~1.0ms,刺激频度 50~60Hz,刺激强度 1~16mA,刺激时间 4 秒以内[2,3]。由于单相波(monophasic wave)连续刺激时积累的总电荷量关系到脑损伤,因此双相性波被认为是最平衡的刺激条件。理论上来说,脉冲宽度和刺激强度越大蓄积电荷量越大,症状越容易诱发,但极端的高电流刺激会导致热损伤,低频刺激会导致电损伤。

在定位前,首先确定刺激后放电产生的阈值,原则上要弄清楚在本刺激强度下,诱发远隔部位症状的可能性和发生痉挛发作的危险性。皮质定位的刺激强度应该从1mA 开始,逐渐上升到不产生刺激后放电的值,多数情况下将产生诱发症状的值设置为刺激强度。作者采用脉冲宽度为 0.2ms,刺激频率为 60Hz 的双相性电流,具体而言,为了确定刺激强度,从 1.5mA 开始进行皮质定位,在腹侧中央前回皮质中使用数数任务,直到诱发构音障碍为止,以 0.5~1.0mA 间隔提高刺激强度,6.0mA 为最大刺激强度。该刺激强度来源于 Berger 等人提出的阴性定位技术中的刺激强度[4]。也就是说,在一定程度的电刺激(6mA)下,与语言停止区域保持1cm 以上距离的部位,不会引起永久性的神经功能障碍,在本条件下如果没有反应就可以切除。刺激条件有若干差异,但我们认为本刺激强度是安全的。中央前回不在开颅范围时,有时会根据其他刺激症状设置刺激强度,例如可以参考阴性定位技术。确认刺激后放电产生的刺激强度,可以根据术者的经验进行省略,但重要的是区别假阴性,所以当功能定位的经验不足时,推荐识别功能区的阳性定位技术。虽然也有报告建议在皮质下定位时,使用比皮质定位更高的刺激强度,但作者使用相同刺激强度的情况较多。

三、 测试任务的阴性对照

术中定位结果阳性、阴性的判断,不是以术前而是以术中定位前,未进行电刺激状态下的阴性对照(negative control)为基准。这是因为术前被认为正常的脑功能,在术中唤醒的情况下,有时不能正常工作,其原因可能是开颅后颅内压的变化和脑移位引起的血流障碍,以及最初全身麻醉时使用麻醉药残留的影响。唤醒拔管后经过一段时间观察,这些症状也往往得到改善。为了尽可能缩短唤醒时间,有必要有步骤地记录测试任务的阴性对照,确认有无症状。

唤醒后,从数数和物品命名等简单的测试任务开始,更复杂的测试任务最后进行。若对照阶段正确回答率低,则该任务不能成为评价指标,需要用其他测试任务代替或从功能评价项目中剔除。如果测试任务对病例的功能保留是必需的,但患者执行困难,则可以制作更简便的任务。例如,在物品命名中错误频率高的项目,可以在手术中略过。另外,在线段二等分检查等需要评价运动功能时,由于伴随体位的重力影响,基准经常会发生偏差,因此将在与术中相同体位时得到的结果作为对照来确定基准是很重要的。

四、 皮质定位的意义和细节

在保留脑功能时,需要我们理解由大脑皮质代表的功能区域(topo,即地图)和皮质下白质神经纤维(hodo,即通路)两者构成脑功能网络的 hodo-topy 的概念[5]。皮质定位是鉴定应该保留的功能网络时的第一个重要步骤。皮质定位不仅可以判断皮质可否切除,还可以在进行以鉴定神经纤维网络为主要目的的皮质下定位之前,为设想切除范围提供有用线索。

在皮质上加载电荷后,可以观察到刺激神经网络的阳性反应,或正常联络纤维功能网络不能正常启动的阴性反应的局部结果。若提高皮质刺激强度,某一时刻会发生刺激后放电,这会增加痉挛发作的风险。如果施加刺激后放电的过度电刺激,不仅是刺激部位,还需要注意可能在远程部位出现脑功能障碍诱发的神经症状。

关于电刺激阳性的判断,确认可重复性是很重要的,在 3 次刺激中有 2 次以上相同的诱发症状,作者的团队就会判断其为阳性。与预想的症状不同时,需要考虑伴随肿瘤产生脑可塑性的可能性,有必要对症状进行详细的评价。另外,在电刺激时,为了尽量不引起痉挛发作,将连续刺激控制在 4 秒内,避免反复刺激同一部位。特别需要注意在运动区的电刺激容易诱发痉挛。

五、 脑皮质处理

通过皮质定位确认可切除的脑回后,便可着手肿瘤切除。从这个阶段开始,通过任务一边确认保留的功能,一边进行病变切除。首先电刺激预定切除的皮质,确认没有出现神经症状。在电刺激出现神经症状时,说明该区域皮质有可能是功能区域,因此需再次进行皮质电刺激,判断是否可以切除。肿瘤切除方法分为锐性进入脑沟内切除脑回的经脑沟方法(trans-sulcal approach)和保留软膜进行脑回脑沟区切除的软膜下方法(subpial approach)两种。无论哪种方法,都要尽量保留肿瘤周围和正上方穿行的与正常灌注有关的较大动脉和静脉。

六、 皮质下定位的意义和细节(图 8-1)

皮质下定位可以确认因刺激具有功能的白质神经纤维而产生的网络离断症状(阴性症状),或因电刺激而产生不随意运动的阳性症状。一般认为联络纤维多产生阴性症状,锥体束刺激时产生后者所述的不随意运动。

通常以皮质为起始走行的神经纤维会形成某种功能网络,但胶质瘤可因肿瘤浸润而破坏神经网络的功能。例如,某皮质 A 中发现阳性,肿瘤浸润相邻皮质 B 中的电刺激结果为阴性时,联络 AB 间的 U 形纤维(F_{AB})不起作用,则可认为皮质 B 可以切除。此外,在皮质 C 发现阳性时,考虑到连接 AC 间的白质神经纤维 F_{AC} 切除困难,所以在进行皮质 B 的深部切除时,以 F_{AC} 为切除界限。这样,在皮质定位中诱发神经症状时,为了保留功能,必须保留以该皮质为终点的所有神经纤维,因此必须重视皮质下定位。在充分认识 hodo-topy 概念的同时,决定切除范围是很重要的。

和皮质定位一样,为了避免痉挛发作,需要我们控制同部位的长时间连续刺激和反复刺激操作。推荐刺激强度与皮质刺激相同或稍强的刺激,但在与皮质刺激相同的条件下,往往能诱发出症状。

虽然有很多关于刺激强度与纤维束成像描绘出的神经纤维束间距离关系的研究报告,但是在使用探针刺激的情况下,以刺激强度(mA)= 到纤维束的距离(mm)为指标较好[6]。例如,在白质 5mA 刺激诱发了肌肉收缩的神经症状时,就可以认为锥体束

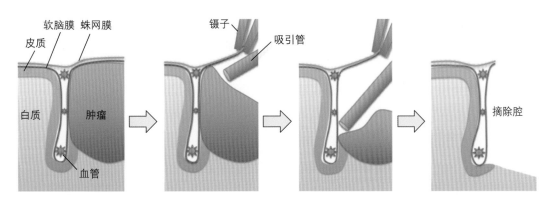

图 8-1 软膜下剥离的流程

在距刺激部位 5mm 处经过。到 20mA 为止,刺激强度和到纤维束的距离大致成正比,但需要注意的是根据刺激条件的不同会有差异,特别是随着刺激强度的增加误差也会变大[6]。从作者等人的经验来看,如果刺激强度在 6mA 以内,探针的差异(单极和双极)、刺激条件、距离纤维束的距离没有差异。但不可否认因刺激条件、患者状态的不同也会出现差异,如果 5mA 诱发了症状,就单纯地将强度降低到 3mA,并不断追加切除直到诱发症状,这种操作是危险的,在这一点上看,皮质定位中使用的刺激强度是有意义的。

七、软膜下切除

在神经胶质瘤的切除中,经常能看到肿大的脑回和压迫而粘连的脑沟。癫痫外科提出的软膜下剥离(subpial dissection),在脑实质内肿瘤的神经胶质瘤手术中也是有用的手术技巧[7]。

本手术方法(图 8-1)的优点主要有以下四点:

① 保留相邻的脑回

② 保留脑沟内的微血管

③ 缩短时间

④ 保留 U 形纤维

进入脑回的软膜下,在钝性剥离软膜和皮质的同时到达脑沟深部。软膜的损伤会导致皮质损伤从而引起功能障碍,但保留切除脑回的软膜与邻接脑回的软膜相结合,会形成双重屏障,可以避免脑回的物理损伤(①)。另外,由于不直接接触脑沟内的血管(可以在软膜下看到),因此可以保留动静脉以及防止动脉的血管痉挛(②)。从露出的软膜可以看到静脉出血,利用棉片压迫可以容易地止血。由于不需要经脑沟入路所需的剪刀进行锐性分离和电凝处理,因此可以缩短剥离操作所需的时间(③)。由于可以一边直接电刺激到达脑沟深部皮质的神经纤维一边向前推进,因此可以在保留 U 纤维的同时切除肿瘤(④)(图 8-2)。神经胶质瘤是脑实质内肿瘤,本手术方法不接触在软膜外走行的血管,故可以认为是安全且合理的手法(图 8-3A)。但是,即使使用本手术方法,切除断端皮质也会因物理性损伤而发生术后变化(图 8-3B)。由于入路途中的血管损伤会导致包括相邻脑回在内的皮质损伤扩大,应尽量减少电凝(图 8-3C)。

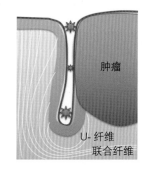

图 8-2 脑沟周围的白质纤维

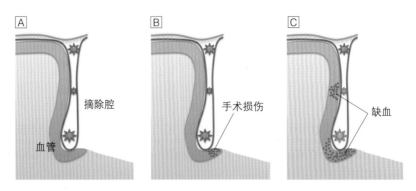

图 8-3　在软膜下剥离中设想的皮质损伤

　软膜下切除对胶质母细胞瘤的有效性

近年有报告称,对胶质母细胞瘤采用软膜下切除进行扩大切除,中位生存期为 54 个月[8]。在外科治疗胶质母细胞瘤存在局限的当下,该报告无疑是令人震惊的。利用神经胶质瘤这种浸润性肿瘤不会通过软膜扩散的特性,本手术方法不仅对低级别胶质瘤有用,而且对胶质母细胞瘤也有用。

八、设置测试任务的标准

正在进行唤醒手术的患者,其颅骨被打开,大脑直接接触空气,患者本人处于极其严酷的状况之中。因此在进行脑功能评价时,要注意患者是在脑组织有病变的状态下评价正常的脑功能。所以,在选择任务时,需要注意以下 4 点:
①准确性;②简便性;③适当性;④安全性。

在刺激开始前的对照阶段,可以获得接近 100% 的高正确率(①正确性);从电刺激得到的结果,可以在有限的短时间内进行确认评价(②简便性);在具有脑功能的区域的直接电刺激中,可以得到具有可重复性的预期阳性结果(③适当性);测试任务不给患者带来身体、精神上的痛苦(④安全性)。必须要综合考虑以上 4 点来制定和实施测试任务。

在语言和运动功能方面,由于能够客观地把握患者的症状,所以判断结果是阳性还是阴性比较容易,但在躯体感觉和视觉功能方面,患者本人的主观因素较大,在判断是否切除时需要慎重。唤醒状态不佳时,简便性和适当性更应受到重视,手术中必须对测试任务进行取舍选择。

九、测试任务阳性的判断和诀窍

在判断测试任务结果时,必须迅速且客观地判断该任务是否正确实施、诱发症状是否可以视为阳性。术者的所有判断不仅存在时间和空间上的难点,而且在对刺激症状的客观判断中,也存在有主观见解的风险,因此需要配置测试任务执行者。可能的话,最好得到神经内科医生、语言听力康复师、作业治疗师或临床心理师的专业意见,但根据情况部分医院必须由脑神经外科医生作出判断。为了将患者的负担降到最小,缩短唤醒时间是最高的目标,进行电刺激的术者和实施测试任务并进行阳性判断的测试任务执行者,二人之间的默契配合极其重要。为此,应事先开会沟通在手术中进行怎样的测试任务,如何设置切除目标。另外,经常会遇到根据刺激症状进行追加测试任务的情况,任务执行者从专业的角度提出意见,并努力保持与术者密切的联系,使其能够接受该建议。

在对某个区域进行电刺激时,出现预想神经症状时的阳性判断很容易,但如果确实存在任务和诱发症状无法一一对应的区域。例如,在进行图画命名任务时,如果不能回答,就必须判断是发音相关的运动障碍,还是音素性或语义性理解的问题。由于一处的电刺激有时会同时诱发多个脑功能障碍,因此有必要进一步挖掘,准备能够判别脑功能种类的下一级任务。在难以评价,或得到预想之外的刺激症状时,术后回顾术中测试结果,再次确认术中视频是很重要的。有时会发现,术中被认为是诱发的语言症状,其实是因任务执行不充分而引起的假阳性。每次回顾手术,对今后的唤醒手术都有帮助。特别是任务结果的假阴性必须绝对避免。

十、判断是否切除

理论上讲,当电刺激导致评估对象出现脑功能障碍时,则代表该刺激区域附近存在功能区或神经功能网络。若进一步进行切除的话,即使在安静状态时神经症状也会反复出现,必须考虑到唤醒下定位进行功能保留失败的可能性。最理想的情况是能够保持有再现性的瞬时刺激症状和切除程度的平衡。在判断不清的情况下,建议停止切除。

基本上,在皮质定位中得到阳性结果的区域是不能切除的。因为那里具备某种脑功能,如果判断要切除的话,为什么要在那个地方进行这个测试任务呢? 如果是即使切除也有望恢复的功能,术中评价其功能是不合理的。例如,在辅助运动区的刺激症状中,可以诱发运动障碍,表现为无肌肉收缩,运动出现停止。切除该区域会导致在手术后立即出现自发运动障碍,在优势半球中会出现发音障碍,但据报道,数日后,最迟3 个月内便会改善[9]。具体来说,对于前额叶的低恶性神经胶质瘤,以希望术后早期恢复的切除为目标时,辅助运动区的定位和功能保留是合理的。但是,在肿瘤切除的术中病理检查中,如果得到了超出预想的恶性结果,则可以认为情况不同。术前诊断为 2级并识别出了辅助运动区,但在术中病理诊断为 3~4 级时,从功能最优先的策略转为即使牺牲脑功能也要切除的策略,这种做法是没有错的。但对于这种情况,术前必须向患者进行充分的说明解释。

高级脑功能的术中评价以及是否可能保留

高级脑功能可以在术中进行功能评价。但是,至今仍存在参与网络情况不明确的脑功能。对于左侧辅助运动区损伤的病例,虽然自发语言的降低作为一过性症状,有希望得到改善,但是直到慢性期语言流畅性的降低仍然会存在。当有这些功能的区域损伤时,神经症状是一过性的,还是会遗留到慢性期,这都有待今后的研究报告。

十一、唤醒结束的标准

唤醒结束的标准包括以下状况:

① 仅剩全身麻醉可切除区域。

② 患者的状态不足以进行功能评估。

③ 难以维持唤醒。

在左侧颞叶病变的切除病例中,在确定后方语言区域和深部白质语言网络后,可在全身麻醉下进行颞叶前部的切除。这样理想的唤醒结束基准(①)是手术的目标。但是,随着切除范围接近语言相关区域,出现各种语言症状时,判断为评估困难,有必要改用全身麻醉(②)。另外,由于术中的痉挛发作和难以控制的恶心呕吐、嗜睡等,也可以预测会陷入如③所示的状况。在上述②及③的情况下,考虑到安全,也可考虑进行二期唤醒手术。

结语

在唤醒手术中,为了最大限度地减轻患者的负担,必须尽可能地缩短唤醒时间,必须在有限的时间内进行功能评估和切除。在低级别胶质瘤手术方面,世界知名的Duffau 博士通过采用软膜下切除而不使用手术显微镜的独特手法,成功地完成了短时间下的唤醒手术。为了安全可靠地实施唤醒手术,需要采取与通常的全身麻醉手术不同的操作。不拘泥于常识,在各个医院建立最适合的唤醒手术方法也很重要。

📖 参考文献

❶ Penfield W, Rasmussen T. The cerebral cortex of man: a clinical study of localization of function. New York: The Macmillan Company; 1950.

❷ 日本 Awake Surgery 学会, 编. 覚醒下手術ガイドライン. 東京: 医学書院; 2013.

❸ Kayama T. Guidelines committee of Japan awake surgery conference: The guidelines for awake craniotomy guidelines committee of the Japan awake surgery conference. Neurol Med Chir (Tokyo). 2012; 52: 119–41.

❹ Sanai N, Mirzadeh Z, Berger MS. Functional outcome after language mapping for glioma resection. N Engl J Med. 2008; 358: 18–27.

❺ De Benedictis A, Duffau H. Brain hodotopy: from esoteric concept to practical surgical applications. Neurosurgery. 2011; 68: 1709–23; discussion 1723.

❻ Shiban E, Krieg SM, Haller B, et al. Intraoperative subcortical motor evoked potential stimulation: how close is the corticospinal tract? J Neurosurg. 2015; 123: 711–20.

❼ Duffau H. A new concept of diffuse (low–grade) glioma surgery. Adv Tech Stand Neurosurg. 2012; 38: 3–27.

❽ Esquenazi Y, Friedman E, Liu Z, et al. The survival advantage of "supratotal" resection of glioblastoma using selective cortical mapping and the subpial technique. Neurosurgery. 2017; 81: 275–88.

❾ Nakajima R, Kinoshita M, Yahata T, et al. Recovery time from supplementary motor area syndrome depends on postoperelive I week paralysis and damage of the Cingulum. J Neurosurg, In press.

（马超　王泽芬 译　李志强 审）

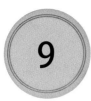

9 术中唤醒手术的测试任务

中嶋理帆,冲田浩一,木下雅史

A. 测试任务的设计和实施方法

▶ **概述** ▶

　　唤醒手术中,根据手术部位的局部功能实施各种测试任务。在哪个部位实施哪个任务? 任务的选择是极其重要的。如果选择和实施方法弄错,则难以实现唤醒手术本来的目的,即通过最大限度的肿瘤切除和功能保留,来维持患者术后的生活质量。本章的前半部分概述术中测试任务的基本设计和共通的原则。另外,测试任务执行者不是在术中机械地执行测试任务,而是需要采取各种措施,使患者在手术这一特殊环境中,最大限度地发挥能力。后半部分介绍术中测试任务实施的技巧。

一、测试任务的设计

　　唤醒手术中的术中测试任务是一边进行电刺激,一边实施测试任务,根据是否产生异常反应和任务的错误,判断刺激部位是否存在功能的手段。另外,在切除中也继续进行测试任务,如果症状出现的频率增加,说明附近有相关神经纤维通过。因此,在术中测试任务时,最重要的是能够正确地高精度评价目标功能。换言之,要准确地不遗漏地发现阳性反应,同时,在没有阳性反应时,必须能确定阴性的领域不存在作为评价对象的功能。

1. 测试任务的选择

　　测试任务选择的大致流程如**图 9-1**所示。在选择唤醒手术的测试任务时,需要考虑以下四个方面。

① **手术可能导致什么样的功能障碍?**

　　基于经典的皮质功能定位,以及近年来大量报道的脑功能成像和唤醒手术研究,可以总结出白质纤维的功能,基于此,我们能够预测手术操作可能产生什么样的功能障碍。在这个预测中,MR 图像、弥散张量成像等信息十分有用。

② **是否有必要保留其功能?**

　　考虑肿瘤切除和功能保留两方面的平衡(onco-functional balance),是需要慎重研究的最为重要的内容,这也是治疗方出现意见分歧的地方。可以允许出现何种程度的功能障碍呢? 根据患者的年龄、职业和社会角色等生活背景、肿瘤不同恶性程度的生

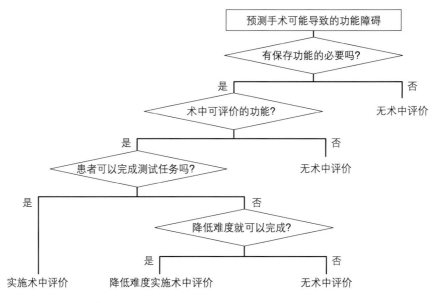

图 9-1 术中测试任务选择的流程图

存期差异,各方的考虑也会不同。另外,还需要研究如果功能受损,是否有恢复的可能性。一般来说,多个脑区和神经功能网络相关的功能,有可能被其他部位代偿,局部的损伤很少留下永久性的功能障碍[1]。人们逐渐明确脑肿瘤手术后会出现可塑性及功能恢复,这与脑血管疾病和外伤等损伤是不同的[2,3],不同类型功能的术后恢复也有差异。

③ 该功能是否可以作为术中测试任务进行评估?

作为唤醒手术中的测试任务,在进行某个任务的同时进行电刺激的几秒钟内,如果其中存在功能,则必须是作为异常反应可以确实观察到的功能。也就是说,必须是能够瞬间辨别异常和正常的功能。此外,术中任务也有空间上的限制。

④ 患者能否完成该任务?

脑肿瘤患者在术前就有可能存在功能下降。如果下降的程度为轻度,且术中能够接近 100% 正确回答问题,那么这个功能可以成为术中评估的对象。术前就有功能下降时,可以降低题目的难度进行尝试。但是,如果降低题目的难度也没有达到接近 100% 的正确回答率时,这时就不能进行正确的评价,因而这个功能不能作为术中评估的对象。

2. 测试任务的制作方法及其要领

由于术中的功能评估是在特殊的环境和条件下进行的,所以不能将在桌边使用的常规神经心理学检查题目直接带入手术室。因此,有必要将其变为术中使用的功能评估。关于对术中功能评估有用的测试方法,在论文中有很多报道,测试任务执行者有必要参考这些内容来制作测试任务。关于制作要点,分为任务题目、患者、术者和测试任务执行者的角色,举例如下(图 9-2)。

任务题目:①简便。由于术中评估需要在短时间、有限空间内实施,所以简便是最重要的。②题目出现和终止的时机。题目需要在电刺激开始后出现,在电刺激结束前终止。③题目的显示时间。在阳性判断时,除了回答题目错误和异常反应之外,反应时间的延迟也是重要的指标。因此,如果在几秒内不能回答,就判断为阳性。也就是说题目的显示时间很关键。④题目的难度。术中在没有电刺激的条件下,题目的难度必须是患者能 100% 正确回答的。特别是,术前有轻度障碍时,术中表现有所下降的情况多见,所以要考虑到这一点来决定任务难度。

患者:①明确思考的时间。必须在思考题目的时间里进行电刺激。也就是说,有必要明确题目的考点。另外,考虑到痉挛发生的风险,电刺激时间必须在 4 秒以下,因此,所给的问题也必须能在 4 秒以内完成回答。②患者的回答方法。题目不应有多种回答,选择题(例如二选一)或闭合式问题是最理想的。

测试任务执行者和术者:①刺激的信号和刺激时间。原则上,电刺激是从任务提出之前开始的,在任务提出的过程中需要一直刺激。因此,要提前决定好从一系列任务的哪个时间开始进行电刺激,持续几秒钟(什么时候停止刺激)。所以,题目的显示时间、思考时间、刺激时间这 3 个方面虽然相似,但意义不同,必须对每一项充分研究后再决定。②反应的解读。患者出现反应,需立即判断是什么功能,是阳性还是阴性。因此,术中测试任务最好是只反映评价对象功能的任务。也就是说,进行任务时如果有阳性反应,就可以说在刺激部位有作为评价对象的功能存在。如果实施反映多种功能的复合任务,有必要事先进行充分的研究。这是因为在多个功能复合的任务中,当该任务无法完成时,往往很难判别具体的理由。弄清楚"为

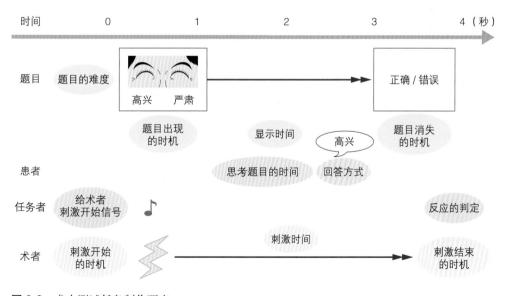

图 9-2 术中测试任务制作要点

什么不能完成"是很重要的。如果不能完成任务的原因是术后恢复可能性较高的功能障碍时,可以选择不保留。另一方面,如果是术后难以恢复的功能障碍时,则有必要保留。因此,在实施融合了多个功能的任务时,有必要对是融合了什么功能的任务、各自的功能障碍表现为什么样的症状、是否可以对其进行区别等进行研究和整理。

二、 实施测试任务的要点

通常,感觉、语言、高级脑功能的检查是在安静平静的环境中,坐在桌前进行的。但是在手术中,患者的这些测试任务是在开颅手术这一特殊情况下实施的,姿势为仰卧位或侧卧位,周围存在多个医疗人员,并且感到紧张和疲劳,有时还会有困倦和恶心。虽然术中任务的难度一般都低于通常的桌边检查,但对患者来说可能伴随着很多压力。另外,如果患者不能发挥最大的能力,是难以进行语言和高级脑功能检查的。例如,不思考就回答、明明知道却答不上,这样的话,所做的评价就会变得毫无意义。因此,任务执行者需要想尽各种办法,让患者尽可能舒适并集中精力,坚持到最后不放弃。下面简单论述测试任务执行者可以下功夫的地方。

1. 术前

为了让患者在术中舒适且坚持到最后,从术前开始的准备是很重要的。另外,详细内容请参照第 6 章"测试任务执行者的准备"。首先,在术前尽可能地把握患者的身体状态和性格,将这些信息与手术室的护士共享。例如,事先询问患者平时是否有身体部位疼痛,手术当天的体位是否有患者自己介意的地方。患者的性格和喜好,例如,喜欢说话还是话少,对于术前评价中的任务配合的方式(积极程度)等也要把握好。掌握这些术前的信息,有利于任务执行者在术中采取适当的方法。另外,事先向患者充分说明术中任务的目的和意义,这有助于让患者努力完成任务。由于术中任务是一边进行电刺激一边实施的,所以必须事先说明一定会产生的阳性反应(任务不能完成、错误增加、运动停止或运动困难等)。最好事先告诉患者,即使产生了这些症状也不要恐慌或放弃,可以继续进行测试任务。而且,在术前尽可能地建立亲密的关系,术中如果患者有什么想要诉说的事情,向离自己最近的任务执行者轻松地说出来也是很重要的。但是,在术前有轻度失语和构音障碍的情况下,术中患者不便诉说,或者,有可能会出现患者无法表述自己内心的情况,因此需要格外注意。

2. 术中(表 9-1)

手术中由于任务执行者离患者最近,所以最能看清患者的状态。从患者的脸色、出汗、皮肤状态、表情等方面仔细观察患者是否有疼痛、恶心及其他异常,必要时立即告诉术者、麻醉科医师、护士等。另外,在没有监测的时候也要经常观察患者,确认有

表 9-1 从任务者看手术中的患者观察项目和对策

观察项目	主要原因	对策
□ 脸色 □ 出汗 □ 皮肤状态 □ 寒战	疼痛、恶心、过敏反应、寒冷及其他异常	向护士、麻醉医师、手术者报告
□ 不随意运动 □ 眼球的运动	抽搐	向手术者报告
□ 姿势 □ 嘴唇干燥	全身状态的舒适感	和护士合作，帮患者改变姿势、湿润嘴唇等
□ 反应速度的变化 □ 声音音调和大小的变化 □ 打哈欠	困倦和疲劳的程度	向手术者确认，适当地进行放松气氛的对话

没有发生痉挛，有没有发生什么异常。即使患者不诉说，也要根据术前的信息和患者的情况等，询问身体部位有没有疼痛，姿势有没有问题，尽量采取舒适的位置。如果有嘴唇干裂，也可以用湿纱布等湿敷一下。而且，持续做单调的任务当然会产生困倦和疲劳，因此任务执行者在观察患者的情况并向术者确认之后，适当地插入休息也是必要的。这是因为，如果疲劳加剧，表达能力就会下降，就不能进行正确的判断。所以很难判断任务失败是因为疲劳还是因为阳性。因此，有必要进行预判，在表达能力完全下降之前休息一下。而且，根据患者的性格不同，在不影响任务完成的范围内进行简短的闲聊，也可以转换患者的心情。

在神经纤维附近的切除操作中，错误会逐渐增加，任务的完成也会变得困难。在很多情况下，患者自己也会发现任务无法继续，于是便停止了回答。为了避免这种情况，术者应尽可能地向患者说明现在手术的进展状况，产生这种症状的理由，并且鼓励患者继续任务。另外，无论发生什么，测试任务执行者都不应该表露出令患者感到焦虑的言行。

结语

在唤醒手术中，术中测试任务是决定手术方针和切除界限的判断资料，因此是极其重要的，任务执行者在实施时负有责任。重要的是，术中评价应该是为了患者的利益而实施的，不能根据医疗者的兴趣来选择任务。在术中任务的制作和选择中，事先充分把握任务的性质，预测可能发生的症状，在术中进行正确的监测。对于术中测试任务，必须能够彻底完成。但是，为了进行高精度的术中评价，必须让患者发挥现在最大限度的能力。因此，站在任务执行者的立场上所能做的，就是创造能够发挥最佳表现的患者自身的状态和环境。通过良好的团队合作，为患者提供高精度、舒适的唤醒手术。

小贴士　在术中任务中,任务出现的时机和刺激开始的时机正确是很重要的。特别是,在能够瞬间回答的任务中,刺激比任务出现的时间稍晚一点,就会变成毫无意义的术中评价(因为患者在刺激开始之前就已经有了回答)。这种风险在用纸展示任务题目时很难发生,但是在使用电脑和平板电脑等一个接一个地提出任务题目的情况下很容易发生。要避免这一问题,诀窍是避免连续地提出任务,方法有在不同幻灯片之间加一张白页,或者在幻灯片的切换中设置间隔时间等。而且,如果使用自动播放的功能以一定的节奏切换画面的话,手术医师也更容易把握时机。

📖 参考文献

❶ Price CJ, Friston KJ. Degeneracy and cognitive anatomy. Trends Cogn Sci. 2002; 6: 416-21.

❷ Hayashi Y, Nakada M, Kinoshita M, et al. Functional reorganization in the patient with progressing glioma of the pure primary motor cortex: a case report with special reference to the topographic central sulcus defined by somatosensory-evoked potential. World Neurosurg. 2014; 82: 536. e1-4.

❸ Desmurget M, Bonnetblanc F, Duffau H. Contrasting acute and slow-growing lesions: a new door to brain plasticity. Brain. 2007; 130: 898-914.

B.　运动

▶ 概述 ▶

随意运动,有的是有意识控制的,有的是无意识控制的。为了顺利产生运动,大脑皮质运动区以及联合区、脊髓、小脑、大脑基底核、锥体束、锥体外束等多个皮质和神经纤维都参与其中。其中,能作为唤醒手术评价对象的是,参与随意运动、运动控制的大脑皮质的功能以及白质神经纤维的功能。

一、皮质定位和运动特点

在大脑皮质水平上的随意运动中,初级运动区、辅助运动区(supplementary motor area,SMA)、运动前区与之相关。特别是,SMA基于生物体内部的内在信息,而运动前区基于外在信息,通过选择和执行适当的运动来控制运动。其中,运动区以及辅助运动区可以通过唤醒手术的电刺激来确定部位。

① 初级运动区

初级运动区相当于 Brodmann 4 区,主管对侧的运动。运动区中存在明确的躯体功能定位(由 Penfield 等人提出),从腹侧向背侧分布着口、手、腕、躯干、下肢区域[1]。通过电刺激运动区,可发生与躯体功能定位一致的肌肉收缩。

② 辅助运动区

SMA 相当于初级运动区前方的额叶内侧、Brodmann 6 区的内侧,分为前部(pre-SMA)和本部(SMA-proper)。SMA 前部虽然不像运动区那么明显,但存在着躯体功能定位[2]。另外,SMA 是阴性运动网络之一,在电刺激下会产生运动停止。SMA 与大脑基底核在功能上有很密切的联系,被认为是随意运动的高级调整中枢。特别是,它与患者按照自己意念发起的一系列连续动作,如双手、一侧上下肢或单一肢体的协调运动有关[3]。另外,它在运动的准备阶段进行激活,控制直到动作开始为止,也就是说,参与运动的兴奋系统[4,5]。此外,SMA 还与运动抑制有关[6],SMA 的作用是使人能够顺利地进行运动。

二、 白质纤维和运动特点

参与随意运动的白质纤维,包括锥体束和锥体外系运动系统,以及作为阴性运动网络的额斜束(frontal aslant tract,FAT)和额纹状体束(fronto-striatal tract,FST),其中,锥体束和阴性运动网络可以通过术中监测进行判断(图 9-3)。

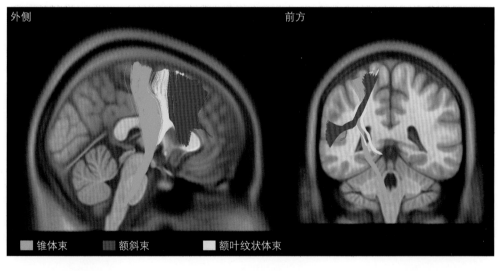

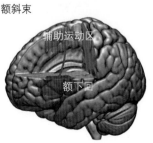

图 9-3 运动相关的白质纤维

三、 锥体束

关于锥体束的起始,约 2/3 从中央前回(Brodmann 4 区)发出,其余 1/3 从中央后回(Brodmann 1、2、3 区)发出[1](**图 9-4**)。锥体束中存在躯体功能定位,这在内囊、大脑脚、锥体、脊髓中很明显,在接近运动区皮质的皮质下区域,电刺激时会诱发与从下肢、上肢、手指到面部、舌头的躯体部位定位一致的对侧的肌肉收缩。如果锥体束受到损伤,就会产生对侧的瘫痪,其程度多为重度且无法恢复。

阴性运动网络

FAT 是主要联系额下回和 SMA 的额叶联络纤维,并且投射到前方(Brodmann 8、9 区)[7](**图 9-4**)。另外,从大脑皮质到大脑基底核存在众多放射纤维,其中从包含 SMA 的额上回内侧向纹状体投射的纤维束称为额纹状体束(也称为胼胝体下束)[8]。电刺激这些纤维时,根据刺激的部位和大脑半球,会诱发运动和说话或说话的停止[9]。阴性运动网络参与运动和说话的规划、视觉引导下的手运动,特别是运动的速度控制等高级运动控制[10]。

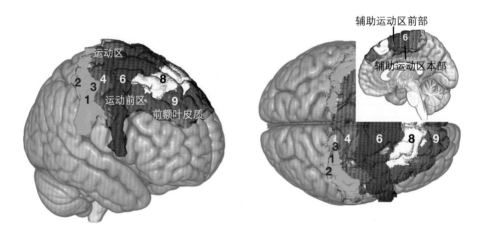

图 9-4 与运动相关的皮质。数字表示 Brodman 分区

四、 任务的实施方法

在运动功能的监测中,运动和说出物品名的双重任务是十分有效的(**图 9-5**)。双重任务是在进行肘和手指的屈曲和伸展运动的同时,回答幻灯片中物品名称的任务(说出名称的方法参照第 9 章术中唤醒手术的测试任务的 D 语言一节)。原则上,最好以一定的节奏进行每 4 秒 1 张幻灯片(**视频 9-1**),在持续监测中任务实施时间变长时,可以稍微降低节奏。另外,在下肢的运动区域中,也有同时进行膝的屈伸运动,或者肘和膝的屈伸运动的情况。上述运动区域的电刺激和相关区域附近的切除操作中,

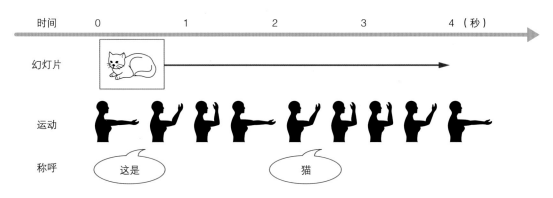

图 9-5 术中运动监测

CUSA 和 SONOPET 等刺激会诱发异常运动。任务执行者需观察运动，发现异常时立即向术者报告。

五、出现的症状和判断方法

相关部位和电刺激或附近操作中产生的运动症状，以及观察到的结果如**表 9-2**所示（运动症状的典型例请参照视频）。在对初级运动区、锥体束的电刺激时，会产生包括不随意的肌肉收缩和肢体痉挛性亢进在内的不随意运动（**视频 9-2**）。另外，在对 FAT 和 FST 的电刺激时，会产生运动和说话的停止，即阴性运动反应（**视频 9-3**）和协调运动障碍（**视频 9-4**），以及运动的加速（**视频 9-5**）。对辅助运动区（SMA）的电刺激和附近操作中产生的症状，与 SMA 原本的功能相关，涉及多方面：阴性运动反应（**视频 9-4**），双重任务执行困难，协调运动障碍（**视频 9-4**），运动速度的下降（**视频 9-6**），动作开始的延迟（**视频 9-7**），迟发性瘫痪。

将初级运动区以及锥体束的症状，和来源于 SMA 的症状进行区分，这是极其重要的。原因如上文所述，如果是由于初级运动区和锥体束的损伤引起的症状，恢复的可能性很低，但是如果是来源于 SMA 的症状（术中的 SMA 综合征）[5]，即使术后一过性地引起瘫痪，也能在短时间内完全恢复（SMA 综合征）。术中的 SMA 综合征会慢慢出现**表 9-2**所述的症状，最终即使保持了肌张力，也完全无法随意运动。术中 SMA 综合征一旦开始出现，功能评价本身就会变得困难，因此，手术医师和任务执行者需要对整个手术中 SMA 附近以及其自身的切除时机进行周密的协商。

表 9-2 出现的症状和观察结果

部位	症状	观察结果
初级运动区, 锥体束	不随意运动	不自主肌肉收缩, 痉挛加重
辅助运动区	阴性运动反应	运动和语言的停止
	双重任务难度	不能同时进行命名和运动（可以一次进行一个）

续表

部位	症状	观察结果
辅助运动区	协调运动障碍	肘部和手指或上肢和下肢的运动协调性差,运动轨迹不佳
	运动速度下降	运行速度降低
	动作开始延迟	运动的开始出现延迟 内发性的运动开始困难
	迟发性瘫痪	辅助功能区附近的切除操作开始后,过了一会儿出现完全瘫痪
阴性运动网络(FAT,FST)	阴性运动反应	运动和语言的停止
	协调运动障碍	运动协调性差 运动轨迹不佳
	加速	运动的加速

结语

　　运动功能的监测看似简单,但必须瞬间发现各种异常运动,辨别异常运动的种类。除事先预测可能出现的症状外,也要通过回顾自身的评价结果培养任务执行者的观察能力。

小贴士

　　我们常常很难分辨异常运动是与运动区域相关,还是仅仅是由于疲劳和注意功能低下、意识水平低下导致的不理想表现。另外,即使是与运动区域相关的异常运动,患者也会找一些理由,说"刚才是因为我有点……",这样测试任务执行者也会不知所措。患者的自觉症状虽然通常是有用的信息,但也不能过度受患者自觉症状所左右。想要事先预测该运动区域手术中可能出现的症状,并且能够正确判断患者的疲劳和其他运动症状,经验的积累是必不可少的。

📖 参考文献

❶ Kahle W, Leonhardt H, Platzer W, 著. 越智淳三, 訳. 解剖学アトラス. 第3版. 東京: 文光堂; 1990.

❷ Ikeda A, Luders HO, Burgess RC, et al. Movement-related potentials recorded from supplementary motor area and primary motor area. Role of supplementary motor area in voluntary movements. Brain. 1992; 115: 1017-43.

❸ Debaere F, Swinnen SP, Beatse E, et al. Brain areas involved in interlimb coordination: a distributed network. NeuroImage. 2001; 14: 947-58.

❹ Mita A, Mushiake H, Shima K, et al. Interval time coding by neurons in the presupplementary and supplementary motor areas. Nat Neurosci. 2009; 12: 502-7.

❺ Nakajima R, Nakada M, Miyashita K, et al. Intraoperative motor symptoms during brain tumor resection in the supplementary motor area（SMA）without positive mapping during awake surgery. Neurol Med Chir（Tokyo）. 2015; 55: 442–50.

❻ Filevich E, Kuhn S, Haggard P. Negative motor phenomena in cortical stimulation: implications for inhibitory control of human action. Cortex. 2012; 48: 1251–61.

❼ Kinoshita M, Shinohara H, Hori O, et al. Association fibers connecting the Broca center and the lateral superior frontal gyrus: a microsurgical and tractographic anatomy. J Neurosurg. 2012; 116: 323–30.

❽ Rojkova K, Volle E, Urbanski M, et al. Atlasing the frontal lobe connections and their variability due to age and education: a spherical deconvolution tractography study. Brain Struct Funct. 2016; 221: 1751–66.

❾ Kinoshita M, de Champfleur NM, Deverdun J, et al. Role of fronto-striatal tract and frontal aslant tract in movement and speech: an axonal mapping study. Brain Struct Funct. 2015; 220: 3399–412.

❿ Budisavljevic S, Dell'Acqua F, Djordjilovic V, et al. The role of the frontal aslant tract and premotor connections in visually guided hand movements. Neuroimage. 2017; 146: 419–28.

C. 感觉

▶ **概述** ▶

感觉分为与脑神经有关的特殊感觉（视觉、听觉、味觉、嗅觉、平衡觉），与自主神经有关的内脏感觉，以及与皮肤和肌肉、关节的感受器和大脑的初级身体感觉区有关的躯体感觉。躯体感觉进一步分为浅表感觉、深部感觉、复合感觉。浅表感觉是指作为皮肤和黏膜感受到的触觉、压觉、痛觉、温度感觉等，深部感觉是指作为肌肉和关节等感受到的关节觉（位置觉、运动觉）、振动觉等。在唤醒手术中作为评价对象的是浅表感觉、深部感觉。

一旦出现感觉障碍，就会给我们的日常生活动作带来各种的影响，如没有视觉上的信息就不能操作物体、不能对物体做出适当的手部姿势、不能用适当的力量拿起物体而掉落等。一般来说，中度以上的浅表感觉障碍，手部的使用频率减少，烫伤和外伤的风险增加。另外，上肢手指的深部感觉障碍，也会显著降低手的实用性，不管有无瘫痪，多数情况下都不利于日常生活。另外，下肢的深部感觉障碍，会造成步行障碍、开车困难等，给社会生活造成巨大的影响。感觉通路一旦受到损伤，出现后遗症的可能性极高，在唤醒手术中有必要尽可能地予以保留。

一、 皮质定位和感觉

中央后回由 Brodmann 3、1、2 区组成，存在身体部位的局部对应。也就是说，外侧裂上是咽部和口腔，在其上以脸、上肢、躯干、下肢的顺序排列，特别是敏感的区域（手和脸）映射为大面积的皮质区。多数情况下，在皮质损伤时，与之对应的身体部位局部区域会产生感觉障碍。即使在唤醒手术的电刺激中,在靠近皮质的皮质下,与身体部位局部存在相应的区域也会诱发麻木和异常感觉[1]。另外,在电生理学上,浅表感觉映射到 3 区,深部感觉映射到 2 区,但通过唤醒手术的电刺激来区别两者并不容易。

二、白质纤维和感觉

感觉神经的传导通路中,有传达浅表感觉(痛觉、温度觉、触觉)的脊髓丘脑束和深部感觉(位置觉、运动觉、振动觉)的后索和内侧丘系两支。感觉通路也和锥体通路一样,存在对应身体部位的神经纤维通路:从脊髓前侧束的内侧向外侧,依次为颈髓、胸髓、腰髓、骶髓的顺序。从后根传入脊髓后角的刺激,由脊髓丘脑束通过白质前连合到达对侧的前侧束后上行,与此相对,后索和内侧丘系从脊髓后根进入同侧后索直接上行至延髓,然后进入对侧。因此,在脊髓的障碍中,根据损伤水平,在有无浅表和深部感觉障碍时会发生解离。之后,经由丘脑腹侧核,经过内囊后肢,到达中央后回。在作为所有感觉中继点的丘脑的障碍中,发生重度感觉障碍的可能性很高。在这些路径中,唤醒手术时的评价对象是经由丘脑后到中央后回的纤维(图 9-6A)。

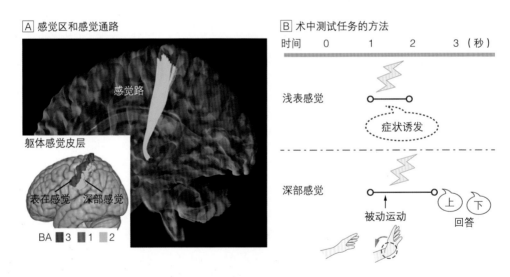

图 9-6 感觉通路和术中测试任务。BA,Brodman 分区

三、术中测试任务和诱发的症状(图 9-6B)

① 浅表感觉

如果对感觉区域进行电刺激,在对应刺激区域的身体部位,就会诱发异常感觉。多数情况下,是表现为轻微疼痛的异常感觉。诱发症状时,请患者口述哪个部位感受

到了异常（**视频 9-8**）。该评价只根据患者的自觉症状来判断阳性。因此，有必要事先向患者充分说明评价的目的和可能的症状。另外，为了使患者能够集中于感觉的变化，在定位过程中，最好尽可能地除去别的刺激（例如脚泵：为了预防静脉血栓栓塞症，间歇性地压迫下肢的装置），在感觉症状出现时，这些刺激可能致使患者出现错误。原则上，术中监测在不知情的情况下进行（为了除去预测的假阳性，任务执行者和患者在不知道什么时候受到刺激的状态下进行评价）。但是，关于浅表感觉，如果不把意识集中在感觉上的话，往往无法检测出异常感觉，所以需要把刺激的时机告诉患者。

② 深部感觉

术中可以使用运动觉进行评价。具体来说，在开始刺激之后，检查者被动地活动患者的四肢，让患者口述运动方向（**图 9-6B** 中手关节运动觉的例子，**视频 9-9**）。一般来说，运动觉越是四肢末端越容易受到损害，因此如果是上肢，最好在手指和腕关节进行检查，如果是下肢，最好在足趾和踝关节进行检查。关于被动运动的范围，如果术前正常，则为正常关节可动区域的 1/10 左右，如果术前已经受到障碍，则为正常关节可动区域的 1/2 等，根据术前的状态进行调整。因此，评价的关节越靠近躯干，或者被动运动的范围越大，灵敏度就越低。

结语

一直以来在脑肿瘤手术中，中央后回被认为是很难切除的区域。但在唤醒手术中，对感觉进行术中监测，如果电刺激没有诱发症状，即使是中央后回也可以切除。实际上，在缓慢增大的低级别胶质瘤（lower-grade glioma）中，功能区域经常偏离解剖学的位置。目前在感觉区，唤醒手术是实现最大限度切除的唯一方法[1,2]。如果能够得到患者的充分理解，并且测试任务技术也比较容易，那么所得到的评价也会相对准确。

小贴士

- 将脚泵的压迫误认为是感觉障碍的患者比较多，因此，作者所在的医院在执行感觉任务时，会将脚泵关闭。
- 有必要在术前充分告知患者，一旦感觉到异常，需要马上告知。作者以前遇到过这样的情况：电刺激感觉区域后，患者缄口不言，因为虽然产生了症状，但他们觉得自己可以忍受下来，故没有及时告知自己的感受。

📖 参考文献

❶ Maldonado IL, Moritz-Gasser S, de Champfleur NM, et al. Surgery for gliomas involving the left inferior parietal lobule: new insights into the functional anatomy provided by stimulation mapping in awake patients. J Neurosurg. 2011; 115: 770-9.

❷ Duffau H, Capelle L, Denvil D, et al. Usefulness of intraoperative electrical subcortical mapping during surgery for low-grade gliomas located within eloquent brain regions: functional results in a consecutive series of 103 patients. J Neurosurg. 2003; 98: 764-78.

D. 语言

▶ **概述** ◀

　　语言是人类与生俱来的独特能力,是人与人之间相互交流时使用的手段之一。语言通过感觉器官传递到脑内,在与语言相关的脑区中进行语言符号处理,通过发声和语言器官的运动表现出来。这被称为演讲链(语言链),无论这个链的哪个环节被切断,都会出现交流障碍。

　　成人出现的语言障碍,大致可分为运动障碍性构音障碍(dysarthria)和失语症(aphasia)两种。运动障碍性构音障碍是指因脑血管疾病、退行性疾病、肿瘤、中毒等原因,导致神经和肌肉系统的病变,进而引起发声和语言器官出现运动麻痹、肌力下降、肌紧张异常、协调运动障碍、不随意运动等运动功能障碍,出现构音困难的讲话(speech)障碍。失语症是指以脑血管疾病、脑外伤、脑肿瘤、脑炎、退行性疾病等原因,造成优势半球(主要是左大脑半球)的语言相关区域损伤,曾经获得的语言功能发生障碍,出现难以说话的语言障碍。由于处理语言符号的功能受损,听、说、读、写等多种语言形式发生障碍。语言的符号化、解读符号的功能发生障碍,与以整体的智力低下和构音障碍、缄默症、记忆和注意障碍为背景的交流障碍有所区别。其中,列入唤醒手术评价对象的是与语言相关的大脑皮质的功能以及白质神经纤维的功能。

一、测试任务实施者的作用

　　语言功能障碍有各种各样的种类,在手术中需根据患者的反应,瞬间判断障碍的类型,然后向手术医师准确地进行反馈,所以,唤醒手术中语言功能的测试任务执行者最合适人选是语言听力康复师。

　　在唤醒手术指南中,唤醒手术的适应证是,在语言优势半球的外侧裂(Sylvius 外侧裂)周围的语言区及其附近有病灶,无明显失语症,能够充分理解和配合检查者。根据情况的不同,即使是术前存在轻度失语的病例,如果适当设置术中任务,也可以实现语言定位。但是,术前已经存在失语,且肿瘤恶性度高、与术前相比术中的表现会降低时[1],此时任务的难度设置很重要。另外,在围手术期以及术后,持续实施语言功能评价也很重要。理解各个病例的失语综合征,除了能够确认语言定位的一致性,把握术后的康复计划和恢复过程并反馈给患者之外,还有助于判断将来是否适合唤醒手术,以及确定术中测试任务。

二、 皮质定位和语言

　　失语症的致病病灶是左大脑半球的外侧裂(Sylvius 外侧裂)周围(外侧裂周语言区域)和围绕外侧裂周围的更外侧的区域(环外侧裂周语言区域),这个部位的损伤会导致各种类型的失语症。外侧裂周语言区域包含言语失用症的致病病灶的中央前回、音素性错语的致病病灶的缘上回,以及与音素、语韵有关的弓状束。另一方面,在环外侧裂周语言区域的损伤中,会出现语义理解障碍、找词困难(不能说出想要的词)、句子的处理障碍,被认为是与语言内容、语言与语言关系相关的部位[2]。另外,临床上经常根据流利性进行分类,左半球中央沟之前的损伤产生非流利性失语,中央沟之后的损伤产生流利性失语。非流利性失语中有布罗卡失语(Broca's aphasia)又名运动性失语、经皮质运动性失语、全失语,流利性失语中有韦尼克失语(Wernicke's aphasia)又名感觉性失语、传导失语、经皮质性感觉失语、健忘性失语(命名性失语)(图 9-7)。唤醒手术的术中评价,在推测失语症类型的同时,评价由电刺激诱发的语言症状(阳性反应),判断与语言处理相关的皮质和白质神经纤维。

　　以下对波士顿学派的古典分类进行说明。另外,唤醒手术中通过电刺激可以评价的读写障碍,包括纯失读、纯失写、失读失写进行说明。

1. 布罗卡失语

　　以非流利的话语为特征,话语量少,每次说的话语长度短。严重时几乎没有发音,

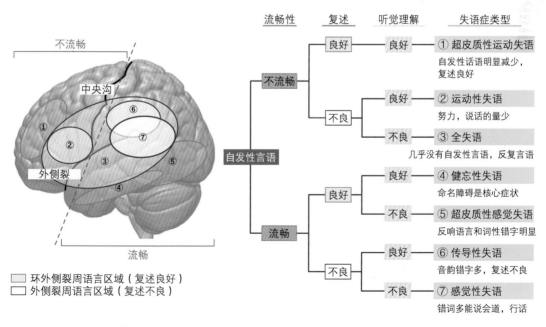

图 9-7　失语症的类型分类

有时会出现想说什么时只说出固定的词语(残语),或只是重复发出相同的声音或词语(循环性话语)。大多数情况都是伴随着言语失用,即努力的生硬的构音,伴随着不断出错的构音尝试和受阻,呈现出语韵(prosody)障碍(语言的语调、重音、韵律障碍)。常常出现句子的结构变得单纯,助词的脱落、末尾的省略等错误(语法错误),但名词、动词等表示内容的词很丰富,信息量比较大。可以看到音素性错语("香蕉"说成"香苗"这样声母、韵母和声调的错误)和语义性错语("桌子"说成"椅子","猫"说成"山"这样替换成其他词的错误,有与目标词有语义相似性的语义性错语和没有相似性的无关联错语),此外命名和复述也有很大的障碍。虽然能听懂对方的话语,但是句法处理能力的障碍明显,对复杂句子的理解会出现错误。读写困难,与汉字相比拼音的障碍更大。

致病病灶除了布罗卡区外,还有左中央前回、额中下回的后半部分、脑岛,仅局限于布罗卡区的病灶不会产生布罗卡失语。

2. 韦尼克失语

以流利的话语为特征,话量多。急性期说话量明显增多,有时会出现无限持续说话的现象(词漏)。音素性错语、新造语(把"猫咪"说成"咪猫"这样将原本存在的词语说成不存在的词语),明显出现语义性错语,严重时会出现语意不详的话语。因此,整体上内容空虚,与话语量相比信息量很少。不仅是自发性说话,命名和复述时也出现很大障碍。听觉理解从单词水平上也出现很大障碍,简单的对话的理解也变得困难。读写困难,汉字、假名(日语的表音文字,可以类比为汉语的拼音)都受到很大障碍。

致病病灶除了左颞上回后部以外,病灶累及颞中下回、缘上回、角回时出现。

3. 传导性失语

说话很流利,以显著的音素性错语为特征。能立刻自觉声音的错误,且反复修正后,可以接近目标词的现象(接近行为)。由于自我修正,发言断断续续,给人以不流畅的印象。听觉的理解得到很好的保留,即使有障碍也是轻度的。另一方面,复述出现显著障碍,音素性错语频繁发生。音素性错语与音节数和音素的复杂度成正比。而且在句子水平上,由于音素性错语的出现和语言性短期记忆障碍引起的维持困难问题,表现出复述障碍。物体命名也是如此,音素性错语和自我修正频繁发生。阅读上虽然阅读理解良好,但朗读时汉字的音素性错读很明显。书写时拼音书写错误,表现为音素性错误书写。

致病病灶为左颞上回、左缘上回、弓状束,但以缘上回为中心的皮质区域和弓状束,哪一个更重要,目前尚没有定论。

4. 健忘性失语(命名性失语)

说话流畅,但显著的找词困难(不能说出想要的词的状态)为其特征。特别是名词的找词困难,想要表达的词说不出来,所以频繁用其他的词进行间接说明和用"那个""这个"这样的指示代词代指。没有句法障碍(理解句子结构过程的障碍),说话量并不低,但是内容空虚。听觉上理解和复述良好,读写障碍的程度和特征多种多样。

作为找词困难独立出现时,致病病灶中有左颞叶后下部和角回等。另外,也有病例在从布罗卡失语和韦尼克失语的恢复过程中,转变成健忘性失语。

5. 经皮质运动性失语

与说话量少的非流利的说话相比,此类患者的复述和听觉理解得到了比较好的保留。可以见到其自发性说话明显减少,声量降低或保持不变,说话的开始出现延迟。构音的障碍和音素性错语几乎不明显。不强烈催促患者就不说话,即使说也只说简单的语言。另一方面,复述句子的水平很好。有时也能看到其像鹦鹉学舌那样重复对方的语言的模仿言语。在左额叶背外侧和左额叶内侧的病变中,前者的命名和找词都不好,后者的命名比较好,而找词则明显下降。

本症状发生于环外侧裂周围语言区域的中央沟前方病变,致病区域为左额叶背外侧(额叶中下回)及左额叶内侧面(辅助运动区,额叶上回)。

6. 经皮质感觉性失语

其特征是说话流畅但伴有听觉理解障碍,复述良好但经常不能理解该词的意思。虽然没有构音障碍,但由于语义性错语较多,内容不恰当,难以传达文意。有时也会产生新造词和音素性错语。经常可以看到模仿言语。命名和听觉理解受到严重障碍,有时也伴有语义理解障碍。读写障碍较重,其中,关于阅读,虽然相对保留了朗读,但由于没有语义理解,所以出现阅读理解障碍。

致病病灶中,环外侧裂周围语言区域的中央沟后方病变,特别是左侧颞叶 - 顶叶 - 枕叶结合区域尤为重要。另外,额叶病变引起的经皮质感觉性失语病例也有报告。

7. 全失语

其特征是听、说、读、写等所有的语言形态都受到严重的损害。即使有自发言语也仅限于循环性说话。但即便是全失语,也能看出有说话的欲望。

致病病灶是包括布罗卡区和韦尼克区在内的广泛区域。

8. 单纯失读症

不是由视觉障碍、视觉失认、失语症、注意障碍、智力障碍等引起的阅读上的特异性障碍。典型的例子是,自己写的文字数分钟后不能读懂。在朗读和阅读,汉字和假名(拼音)的程度上没有太大的差别,但汉字有时能保持语义理解。如果用手指描画视觉上看不懂的文字,有的能读懂(运动觉性促进)。即使假名(拼音)能读到一定程度,也很难把它们放在一起阅读,逐次阅读成为特征。伴随症状多为右侧半同向偏盲、颜色名命名障碍、找词困难。写假名(拼音)虽然没有问题,但有时会伴有写汉字障碍(回忆困难)。在抄写时,如果失读严重,在抄写时会把文字像图形一样临摹得乱七八糟。

致病病灶方面,典型的纯失读重视的是左枕叶内侧面和胼胝体腹侧,多伴有右半侧同向偏盲,而非典型的纯失读发生在左角回正下方的白质病变和左侧脑室后角的下外侧病变,不一定伴有右半侧同向偏盲。

9. 单纯失写症

患者可能没有失语症和高级脑功能障碍、运动障碍,但有写字障碍,这是一种独立的病症。患者自发写字和听写都有障碍,但抄写能力却得以保留。汉字和假名(拼音)都有障碍。文字回忆困难,写错字和自创文字的情况很多。

分为额叶失写和顶叶失写。前者的致病病灶是被称为 Exner 中枢的写字中枢的左额叶(左额中回脚部),后者是左顶叶(顶上小叶,左枕颞后下部,角回至颞叶后部)。此外,还有报告显示左额叶内侧面和左丘脑也有参与。

10. 失读失写

这是一种读写障碍,与单纯失读的不同之处在于,没有描画阅读的运动觉性促进。患者自发写字和听写都有障碍,但保留了抄写能力。

在失读失写中,汉字的假名(拼音)问题备受关注,角回型失读失写中汉字和假名(拼音)都有障碍,但在读音上假名(拼音)障碍较多,音素性错读较多。书写中汉字的障碍较重,书写错误和文字回忆困难引起的错误较多。虽然有时会伴随着命名障碍,但与失语的程度相比,读写障碍的程度要重得多。左角回自古以来就作为文字中枢受到重视,但近年来也有学者认为角回并不是唯一的致病病灶。另外,也有人指出,与顶叶下部、枕叶后缘以及枕叶中间部的深部白质有关。

另一方面,在左枕叶后下部型失读失写中,汉字和假名(拼音)都有障碍,汉字的读写障碍更明显。读音上有把假名(拼音)依次读出的倾向,而汉字不能读出,有时会出现视觉性错读(将目和日、木和本这样形状相似的字弄错),语义性错读(把桌子和椅子、猫和狗这样概念相近的东西弄错)。朗读和理解都有障碍。写字时写汉字障碍严重,文字回忆困难明显。命名障碍的情况较多。作为致病病灶,左颞下回、楔回的颞枕移行部的皮质以及包括白质在内的左颞叶后下部需要格外予以注意。

三、 白质神经纤维和语言

人们提出了语言的双重路径模型作为语言信息处理的神经基础[3],背侧路径主要涉及音素处理,腹侧路径涉及语义处理。背侧路径有上纵束(SLF),腹侧路径有下额枕束(IFOF)、下纵束(ILF)、钩状束(UF)(图 9-8)。

上纵束是联络顶叶和额叶的大神经纤维束,由背侧上纵束、腹侧上纵束、后方上纵束、弓状束构成[4],特别是后 3 个在语言中起着重要的作用。腹侧上纵束是从顶下小叶到额中、额下回后部的纤维束,与构音和听觉的理解有关。另外,弓状束由于联络作为听觉区的颞上回和与发音有关的额下回,所以与音素处理有关,电刺激会诱发音素

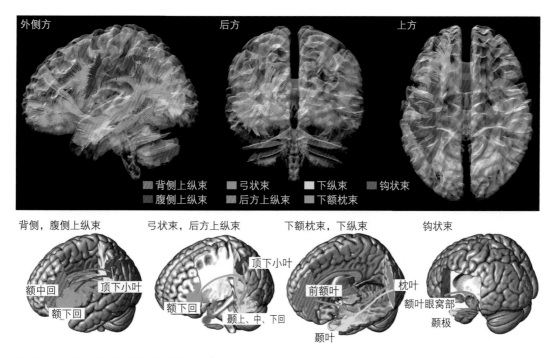

图 9-8　与语言处理相关的白质神经纤维束

性错语[5]。另外,颞上、颞中回与顶上、顶下小叶联系的后方上纵束主要在语言中起着重要的作用,与听觉理解、词汇检索、音素处理有关。

下额枕束是从额下回发出,在豆状核和钩状束之间经由外囊到达顶叶、枕叶以及颞叶后部的白质神经纤维。因为它参与语法处理和语言性语义理解,所以电刺激会诱发语言性语义错语和语言性语义理解的障碍[6]。另外近年来,有报告显示右侧下额枕束也参与非语言性语义理解[7]。

下纵束是从下颞叶前部发出,穿行在侧脑室下角及后角的外侧,到达舌回、楔回、枕叶后端的白质神经纤维,在解剖学上很难将其与下额枕束区明确地进行区分,本神经纤维束的后部参与阅读的处理,另外,也与下额枕束一起涉及语言性语义理解。

钩状束是从颞叶前部发出,弯曲成钩状到达额叶眼眶部的神经纤维。钩状束与语言性语义理解和词汇检索有关,但是有研究指出,本纤维的损伤可能不会成为永久性语言功能障碍的原因[8]。

额斜束(FAT)主要是从辅助运动区向额下回斜行的白质神经纤维。由于本神经纤维束与发音的开始、构音的规划以及流畅性有关,因此,电刺激会诱发说话停止和说话开始困难[9]。

四、术中任务的实施方法和诱发的症状

对于语言功能的皮质和皮质下定位及监测,计数任务、命名任务、复述任务、朗

读任务、听写任务、自由对话、听觉理解任务、非语言性语义理解任务都是有用的。一般来说通过计数任务研究发音的运动,通过命名任务研究语言表达,通过朗读、听写任务研究文字语言表达,通过自由对话、听觉理解、复述任务研究语言理解和表达。另外,虽然我们将有可重复性得到异常反应的部位识别为语言区,但关于语言区的识别,由于个人因素(唤醒不良、疲劳、意愿程度等)和环境因素(看不到显示画面等),有时会产生假阳性,因此需要注意。另外,在肿瘤切除过程中通过持续监测,如果出现症状,术者就能认识到正在进行白质纤维附近的操作,从而决定切除界限。

1. 计数任务

以每秒1个左右的速度从1说到10,同时进行额叶皮质的电刺激。到达10后再次从1开始,确认说话的停止(视频9-10)和延迟、构音的失真、口腔构音器官(舌、口唇、下颌)有无异常运动。刺激初级运动区时,会出现舌头和口唇的运动异常。另一方面,在语言区,舌头的运动不受阻碍,但会出现说话的停止和延迟、构音的失真。

2. 命名任务

原则上,我们希望以大约每4秒1张幻灯片,按一定的时间间隔在显示器上(或用印刷品)展示线条画来进行,但如果持续监测使任务实施时间变长的话,显示间隔可以稍长一些。另外,如果患者不能及时完成任务的话,任务执行者应根据患者的状态适当调整时机。在监测运动功能的情况下,有时也进行上肢运动和物品命名的双重任务(双重任务的方法参照第9章术中唤醒手术的测试任务的B运动部分)。当请患者回答"这是××"时,"这是"可以顺利地回答出来,但是说不出线条画的名字,就可以判断为找词困难(视频9-11)、错语(音素性错语(视频9-12)、语义性错语(视频9-13)、新造词(视频9-14)。另一方面,"这是"也有异常时,可能判断为运动停止和构音障碍等引起的异常。另外,命名障碍涉及词的频率效果(是经常使用的词还是不经常使用的词)和意象性效果(是容易想象的词还是难以想象的词),因此选择高频率高意象的线条画作为任务词比较好(图9-9A)。

3. 朗读任务

原则上,将文字(单词)以每4秒1张幻灯片,以一定的时间间隔在显示器上(或用印刷品)进行展示。有关显示时机的注意点与命名任务相同。另外,日语与拉丁字母不同,具有汉字和假名(日语的表音文字)等多种文字。有时对汉字和假名读音的反应会发生分离。因此,通过对汉字和假名单词进行交替显示,可以迅速、可重复性地有效地把握异常反应[无反应(视频9-15)、音素性错读、语义性错读、视觉性错读](图9-9B)。

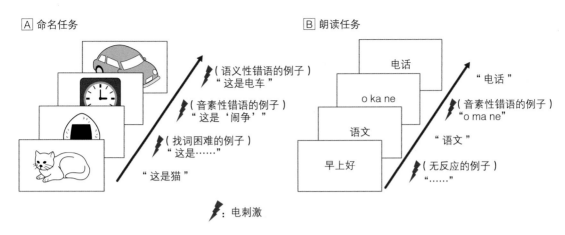

图 9-9 术中测试任务(命名任务、朗读任务)

4. 听写任务

该任务是用汉字和假名(拼音)来记录任务执行者所说的单词(图 9-10)。让患者利用手写板和手写笔,将文字显示在显示器上,这样就很容易确认是否文字回忆困难(视频 9-16),以及有无书写错误、运笔问题等。但是,根据体位的不同,有时会因字形的变形而使诊断变得困难或无法进行。

5. 自由对话和听觉理解任务

在自由对话中,判断对于简单问题的理解和表达,以及是否能做出恰当的回答。例如,对于"您的名字是什么?"这一问题,如果有人回答"我喜欢的东西是苹果,我住

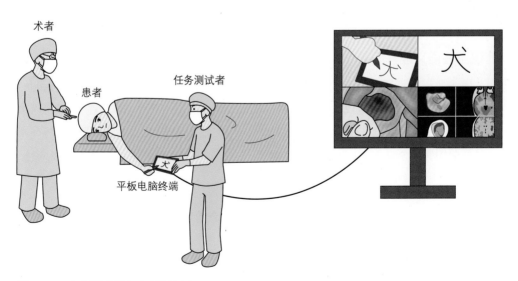

图 9-10 术中测试任务(听写任务)

在……",就可以判断是电刺激诱发了听觉的理解障碍。特别是在表达方面,判断说话量和信息量、抑扬和构音能力、有无不全失语和错语。另外,在理解方面,不仅要求患者回答"是/不是"的问题,而是进行选择问题(从两个选项中选择回答)和开放性问题(询问什么、何时、何地、谁、为什么的问题),由此判断是哪个过程造成了障碍。听觉理解任务包括从多个图画中选择与任务执行者提出的单词和句子相对应的图画的任务(图9-11A)。

Ⓐ 听觉理解任务 　　　　　　　　　　　　　　Ⓑ 非语言性语义理解任务

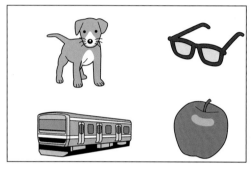 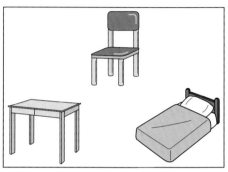

图9-11　术中测试任务(听觉理解任务、非语言性语义理解任务)

6. 复述任务

这是测试任务执行者通过说出单词和句子,来对患者进行判断的任务。虽然可以同时评价听觉和说话,但也有像经皮质感觉性失语中所列举的那样,有不伴随语义理解而进行复述的情况,这一点需要注意。在识别语言范围时,最好与命名任务并用。另外,在短文复述中,可以评价语言性短期记忆障碍(视频9-17)。

7. 非语言性语义理解任务

作为非语言性语义理解的任务,在欧美最常使用金字塔和棕榈树测试(Pyramids and Palm Trees Test,PPTT)。例如,如图9-11B所示,针对图版上部的图画,在下部的两个图画中选择一个在语义上关系最深的图画。但是,PPTT的原版由于文化上的差异,在对本国患者使用时需要注意,作者所在的医院使用了配合日本人制作的图画(视频9-18)。

结语

语言功能比运动和感觉功能更加复杂,有时会因假阳性和假阴性而难以正确判断语言症状。有必要根据多个语言任务的评价,并根据患者的状态,灵活地调整任务内容。另外,有必要通过系统的围手术期语言功能评价来研究对语言的整合性,有必要提高测试任务执行者的技能和洞察力。因为需要实时地评价和迅速地应对,所以需要制定有可重复且能够确定异常反应的简便且有效的语言任务。

小贴士

　　唤醒手术中的语言功能容易受到唤醒不良、长时间的疲劳和口渴、意愿低下的影响，测试任务执行者有时难以判断语言症状。另外，由于眼睑周围的肿胀和监视器中的环境，患者有可能无法清楚地看到画面，进而不能进行适当的评价。执行测试任务的人应该经常对患者所处的状况进行细致地考量，另外，为了能够灵活应对各种状况，需要提前准备多种术中任务。

参考文献

❶ Gonen T, Sela G, Yanakee R, et al. Surgery-independent language function decline in patients undergoing awake craniotomy. World Neurosurg. 2017; 99: 674-9.

❷ 大槻美佳. 失語症. 高次脳機能研究. 2009; 29: 194-205.

❸ Ueno T, Saito S, Rogers TT, et al. Lichtheim 2: synthesizing aphasia and the neural basis of language in a neurocomputational model of the dual dorsal-ventral language pathways. Neuron. 2011; 72: 385-96.

❹ Nakajima R, Kinoshita M, Shinohara H, et al. The superior longitudinal fascicle: reconsidering fronto-parietal neurol network based on anatomy and function. Under submission.

❺ Maldonado IL, Moritz-Gasser S, de Champfleur NM, et al. Surgery for gliomas involving the left inferior parietal lobule: new insights into the functional anatomy provided by stimulation mapping in awake patients. J Neurosurg. 2011; 115: 770-9.

❻ Duffau H, Gatignol P, Mandonnet E, et al. New insights into the anatomo-functional connectivity of the semantic system: a study using cortico-subcortical electrostimulations. Brain. 2005; 128: 797-810.

❼ Herbet G, Moritz-Gasser S, Duffau H. Direct evidence for the contributive role of the right inferior fronto-occipital fasciculus in non-verbal semantic cognition. Brain Struct Funct. 2017; 222: 1597-610.

❽ Duffau H, Gatignol P, Moritz-Gasser S, et al. Is the left uncinate fasciculus essential for language? A cerebral stimulation study. J Neurol. 2009; 256: 382-9.

❾ Kinoshita M, de Champfleur NM, Deverdun J, et al. Role of fronto-striatal tract and frontal aslant tract in movement and speech: an axonal mapping study. Brain Struct Funct. 2015; 220: 3399-412.

E. 视觉

▶ 概述 ◀

　　唤醒手术中视觉评价的目的是保留视觉通路。具体来讲是进行视辐射和视觉皮质的识别，借此保留对应的视野。通过使用视觉诱发电位（visual evoked potential, VEP），可以进行全身麻醉下的视觉评价，但是在唤醒手术中，可以识别从 1/4 开始包括中心视野在内的更加详细的视觉皮质。在本章中，将对从视觉刺激得到的特征性的观察结果到具体的评价方法、视觉评价中的困难进行介绍。

一、 术中出现的视觉障碍及其相应功能区域

在唤醒手术中,通过直接电刺激可以识别和保留视路。Duffau 等人的报告显示,在 WHO Ⅱ~Ⅲ 级胶质瘤唤醒手术的 14 例中,对视路进行了识别,除 1 例以外的 93% 中,视野缺损可以控制在 1/4 视野以下[1]。如果对侧脑室下角到后角外侧的白质、枕叶皮质施加直接电刺激,如果刺激到视辐射的走行部位和视觉皮质就可以诱发视野异常。症状有暂时性闪光、雾视、幻视等多种类型。

- 闪光:能感觉到视野中闪闪发光,有时能看到彩虹一样的颜色。
- 雾视:视野中会出现模糊不清的雾,也能感觉到视野缺损。
- 幻视:能看到视野里没有的物体和文字。

作为诱发症状,作者等人经常会遇到闪光的病例。在枕叶部位,除了初级视觉皮质的距状沟(calcarine sulcus)周围的皮质以外,视觉联合皮质也会出现视野缺损。

小贴士

皮质视觉异常

在 Wilder Penfield 等人的文献(1950)中,已经报告了枕叶皮质的电刺激诱发视觉症状的情况[2],在距状沟附近和枕叶后方区域,发现了含有各种颜色的视觉异常,而在圆盖部,发现了由白色单色构成的视觉异常的倾向。虽然呈现幻视的病例不多,但与枕叶相比,有从颞叶后方到尖端部的大范围诱发的情况,这一点很有意思。

视辐射在功能解剖学上连接外侧膝状体和枕叶视觉皮质,分为 3 束(图 9-12)。从枕叶底部开始依次分为 Meyer 袢(Meyer's loop)、中心束(central bundle)、直接束(direct bundle),分别支配对侧的上 1/4 视野、中心视野、下 1/4 视野。术中留意视辐射的走行部位和视野的支配区域[3],可以区分出诱发的对侧上下 1/4 单位的视野异常。根据刺激部位和刺激强度的不同,症状从 1/4 视野扩展到半视野。外侧膝状体附近容易诱发半视野的视野症状(图 9-13)。

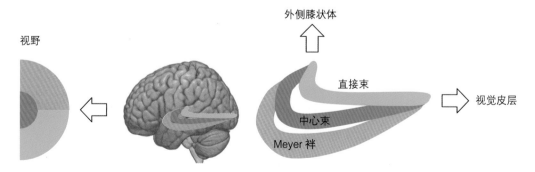

图 9-12 形成视野和视路的三个路径

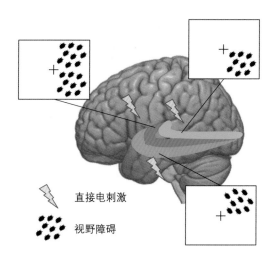

直接电刺激

视野障碍

图 9-13 直接电刺激诱发的部位与视野缺损的关系

二、术中任务的实施方法和出现的症状

视野对于维持患者的生活质量极其重要。特别是 1/4 视野缺损的患者和偏盲患者之间,社会生活上存在天壤之别。其中,关于汽车驾驶,对视野设置了严格的标准。在欧洲各国,获得驾照需要两眼水平视野在 120 度以上(左右 50 度以上),1/4 视野缺损的患者可以驾驶,而偏盲患者被禁止驾驶。另一方面,我国的标准是两眼必须达到 150 度以上,所以不建议偏盲患者进行驾驶。可以认为,在脑肿瘤手术中,将视野缺损的并发症控制在 1/4 视野是重要的目标。

实际上,术中为保留视野,手术大多控制在 1/4 视野缺损。作为术中的检查方法,把图像分别放在 1/4 视野的四屏图任务十分有效(图 9-14)。对支配需要保留的视野的视辐射进行电刺激后,根据上述症状,患者会很难说出画面的内容。多数情况下,在命名障碍之前,闪光和雾视的视觉症状会明显出现。但是,在只有命名障碍的情况下,

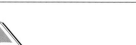

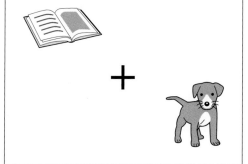 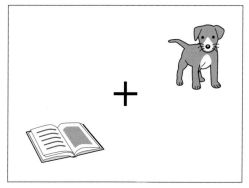

图 9-14 四屏图任务

有必要利用其他的语言任务和视空间认知任务,鉴别该症状不是语言相关症状或视空间障碍引起的。相反,在枕叶深部的语言功能监测中出现命名障碍时,也有必要考虑由于视辐射刺激引起视野异常而导致回答错误的可能。

三、视野缺损、视空间障碍、视觉失认的区别和检测方法

当看到眼前的物体时,光信息传达到视网膜,该信号经由视路到达枕叶的视觉皮质。但要判断该物体是什么,则依赖于从视觉区以及视觉联合区开始的下一个网络。经过大脑的背侧向顶叶的背侧皮质视觉通路与理解视觉对象在空间的何处(在哪里)有关,从枕叶向颞叶底部的腹侧皮质视觉通路与理解物体的颜色和形状(是什么)有关[4]。并且,关于该物体所具有的意义和名称,与更高级的脑功能有关。

唤醒手术中视觉评价的要点是,电刺激诱发症状是否为纯视路的症状?是不是背侧通路的上纵束(主要是上纵束Ⅱ)离断症状——视空间障碍和内侧枕顶网络中的视觉共济失调?此外,要鉴别在腹侧通路是否存在下纵束离断症状的物品或文字的识别障碍,或者是下额枕束离断症状引起的语义理解障碍等可能性[5]。具体来说,在顶叶附近要考虑视空间障碍,通过线段二等分检查,对视觉做进一步的评析。在枕叶,最好并用非语言性语义理解任务和朗读任务。在电刺激部位,我们要经常想着功能解剖学上设想的诱发症状,使用多个任务的功能评价是很重要的(关于视空间认知任务,请参照第9章术中唤醒手术的测试任务中F高级脑功能部分,关于非语言性语义理解任务和朗读任务,请参照第9章中D语言部分)。

结语

唤醒手术中的视觉评价多是根据患者的主观倾诉进行判断,主要受患者的意识状态的影响。与运动和语言功能不同,视觉虽然不是绝对需要保留的功能,但通过很好地识别和保留,可以对患者术后生活质量做出贡献。手术策略要考虑肿瘤的恶性程度和浸润范围,保持功能预后和生命预后的平衡。

📖 参考文献

❶ Gras-Combe G, Moritz-Gasser S, Herbet G, et al. Intraoperative subcortical electrical mapping of optic radiations in awake surgery for glioma involving visual pathways. J Neurosurg. 2012; 117: 466-73.
❷ Penfield W, Rasmussen T. The cerebral cortex of man: a clinical study of localization of function. New York: The Macmillan Company; 1950.
❸ Rubino PA, Rhoton AL, Tong X, et al. Three-dimensional relationships of the optic radiation. Neurosurgery. 2005; 57 (4 Suppl): 219-27.
❹ Ungerleider LG, Haxby JV."What" and "where" in the human brain. Curr Opin Neurobiol. 1994; 4: 157-65.
❺ Gil-Robles S, Carvallo A, Jimenez Mder M, et al. Double dissociation between visual recognition and picture naming: a study of the visual language connectivity using tractography and brain stimulation. Neurosurgery. 2013; 72: 678-86.

F. 高级脑功能

▶ **概述** ▶

高级脑功能是指超越了与生俱来的运动和感觉,随着成长而逐渐掌握的所有高级功能。在我们的日常生活中,经常有多个高级脑功能在起作用。因此,如果高级脑功能有任何障碍,将会对日常生活和社会生活产生各种各样的影响。例如,交流需要对语言的理解,物体的操作需要对物体的认知、空间认知以及对工具使用方法的理解。另外,为了把听到的和看到的记在脑子里,要用到记忆和工作记忆;为了有计划性地顺利完成事情,则执行功能会发挥作用。另外,注意力、意愿、情绪等对高级脑功能有很大的影响。唤醒手术中,高级脑功能既有可以评价的功能也有无法评价的功能,还存在术中评价有效的功能和无效的功能(不能在术中评价的功能)。另外,功能保留的必要性,根据患者的年龄和社会背景等个人因素而不同。本节将对除语言外的高级脑功能中,能在术中评价并且有用的功能(视空间认知、工作记忆、心智化能力、语义记忆、注意功能)进行详细叙述。

一、皮质、白质纤维和高级脑功能(图 9-15)

1. 视空间认知功能

所谓视空间认知功能,是指我们将注意均等分配给周围的空间,该功能障碍的典型例子是单侧空间忽略。已知在皮质水平上,视空间认知有额叶、颞叶、顶叶多个区域参与,分别起着不同的作用。顶叶,特别是顶下小叶边缘上回附近的损伤,会产生以线段二等分检查为代表的知觉性忽略。颞叶受损时,会产生对象物中心的忽略,在复合词的读音和检索任务中症状明显。在删除检查等明确的探索性要素忽略是由额中下回的损伤引起[1]。但是,在实际的临床病例中,病变和忽略的类型未必一致。特别是额顶网络(上纵束Ⅱ和Ⅲ)在相关的白质纤维中起着最重要的作用[2],一旦被损伤,多为所有类型的忽略同时产生。另外,上纵束Ⅱ、Ⅰ和Ⅱ的边界受损产生的视空间障碍,很有可能残留到慢性期[3]。此外,有报告称右下额枕束和弓形束也有可能辅助参与视空间认知功能[4]。

2. 工作记忆

工作记忆是指在临时保留必要信息的同时,进行并行处理的记忆,有语言性和视觉性的工作记忆。工作记忆是日常生活中常见的功能,如对话、阅读、计算、开车等。例如,在与人的对话中,一边听对方说话,一边把内容记住。另外,从众多的信息中把必要的信息留在大脑里,把不需要的信息忘记,这样的信息取舍选择是必要

A 白质纤维的走行

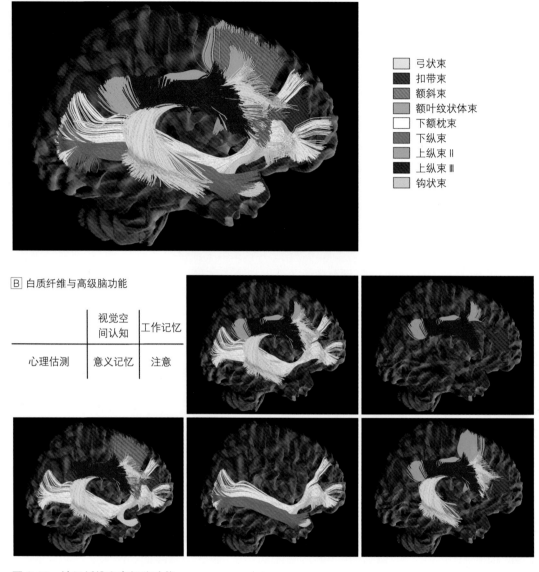

弓状束
扣带束
额斜束
额叶纹状体束
下额枕束
下纵束
上纵束Ⅱ
上纵束Ⅲ
钩状束

B 白质纤维与高级脑功能

	视觉空间认知	工作记忆
心理估测	意义记忆	注意

图 9-15 神经纤维和高级脑功能

的。否则,就不能把对方所说的内容作为系统来理解。语言性工作记忆主要与左大脑半球相关,空间性工作记忆主要与右大脑半球相关,但并不具有明确的偏侧性。工作记忆在皮质水平上与额叶前部背外侧、包含辅助运动区的额叶内侧、带状回、顶上小叶相关[5,6,7]。另外,在皮质下水平上,上纵束和带状束等白质纤维也起着重要的作用[8]。

3. 心智化能力

所谓心智化能力(mentalizing)是指从表情、发言、举止等理解他人心理状态和行动的能力,分为从表情、视线、动作瞬间预测的初级心智化能力和从各种外在信息预测的高级心智化能力。例如,说话的人脸上在笑,但内心却是不同的想法,我们能注意到这个事实。除了表情以外,我们综合判断说话时周围的情况、对方的性格和社会背景、说话的语调、微妙的语气等,可以理解"心口不一"。这是高级的心智化能力。据报告,额叶内侧、带状回、额叶眼窝部、额中回、额叶顶叶结合部、颞上回、颞极、岛叶、杏仁核等左右两侧广泛的皮质都参与心智化能力[9,10]。另外,还有许多与之相关的白质纤维的报道,如弓状束、带状束、上纵束、前额枕下束、钩状束、额斜通道等,但还不清楚它们是如何相互关联形成网络的。

4. 语义记忆

所谓语义记忆,是指语言、音乐、地理等关于我们生活的世界的一般意义(知识性)的记忆。其中,特别是文字、声音等不通过语言的记忆称为非语言性语义记忆。这一过程中,两侧的顶下小叶、额中回、楔上回、颞极、前额叶背外侧和内侧等都有关联[11,12]。参与的白质纤维被认为是下额枕束、下纵束、钩状束,其中起中心作用的是下额枕束[13]。

5. 注意功能

注意功能有很多方面,叫法也各不相同,可分为维持机敏反应的状态(alerting),从多个信息中将注意转向必要的方向(orienting),从几个反应中选择并完成所要求的任务(executive control)。所有的高级脑功能都会参与到注意功能之中,所以注意功能的重要性不言而喻。传统理论认为右额叶的皮质与皮质下的网络参与注意功能,但右大脑半球未必处于支配地位[14,15]。另外,根据探讨的注意方面不同,涉及的区域也不同。临床上有时尽管与注意功能相关的区域没有损伤,但也会出现注意障碍。与注意功能相关的白质纤维有带状束和上纵束,其中带状束被认为是所有认知活动的中心,关系到新任务和困难任务等需要高度注意的任务[16]。

二、测试任务的实施方法、出现的症状和判别方法

高级脑功能在任务中更容易产生假阳性。也就是说,即使任务中出现了错误和无反应等乍一看是阳性的反应,也有可能是由于目标功能以外的功能障碍引发的。因此,重要的是充分确认可重复性,而且排除其他功能障碍的可能性。**表 9-3** 总结了术中评价在技术上可能的功能和方法。在这些功能中,综合且慎重地研究病变部位、半球、肿瘤的恶性度、术前的功能、职业等社会背景和术后生活,然后决定哪些作为术中功能评价的任务。

表 9-3 术中可评价的功能及评价方法

主要相关区域	高级脑功能	方法示例
右额叶,顶叶,颞叶	视空间认知	线段二等分检查
额叶,顶叶	工作记忆	2-back 任务
右额叶,顶叶,颞叶	心智化(初级)	表情识别检查
右额叶,顶叶,颞叶	心智化(高级)	ToM 测试
额叶,颞叶	非语言性语义记忆	非语言性语义任务
额叶	注意	Stroop 任务
左顶叶	计算	计算
左顶叶,颞叶	写字	写字
左顶叶	手指失认	自己手指的命名
左顶叶	左右失认	身体的左右鉴定任务
颞叶	记忆	语言性 / 视觉性联合任务
右颞叶	相貌认知	名人 / 家人的相貌认知
右颞叶	地理的认知(街道认知)	附近景观的位置识别

1. 视空间认知功能(图 9-16,视频 9-19)

线段二等分检查十分有效。在 A4 大小的纸上画上 20cm 长的线段,在正中间做上记号。与术者商议好时机,在刺激开始后才展示纸张。原则上,6.5mm 以上的右偏位为阳性。而且,至少在 3 次刺激中有 2 次以上的阳性结果才能确认出现偏位。另外,在本任务中,由于姿势和使用手会对偏位量产生影响,所以要事先确认在没有刺激的条件下能够正常地完成任务。另外,在颞叶和顶叶病变中,需要区别与视野缺损、视觉共济失调的差异。如上所述,视空间认知功能根据其障碍部位会产生不同类型的忽略。因此,应该使用与忽略类型相对应的任务。但是,作者认为线段二等分检查是对电刺激灵敏度高、能实时反应的任务,也是在手术这种特殊环境中可重复性高、能诱发症状的任务,因此作者在手术中都使用该任务进行评价。

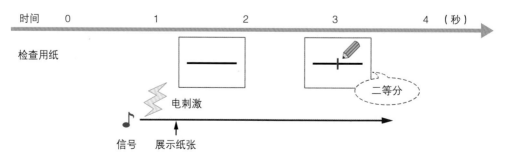

图 9-16 视空间认知功能的术中测试任务

小贴士

在线段二等分检查中,除了视空间障碍以外,视野缺损和视觉共济失调也有可能导致偏位。另外,视野缺损在进入慢性期后,由于患者掌握了其代偿的方法,因此在线段二等分检查中往往不显示阳性。但是,在视野缺损的急性期,也就是症状刚出现时,患者无法掌握代偿方法,所以在线段二等分检查中会发生偏位,因此,要与视空间障碍正确区分并不容易。当线段二等分检查中出现偏位,怀疑视野缺损时,为了判别是哪种问题,首先应鼓励患者"仔细观察"。在视野缺损的情况下,如果有意识地仔细观察,多数情况下不会发生偏移。另外,还可尝试基于对坐法的视野评价(但侧卧位时由于位置的限制,正确性较低)。在视野缺损的测试任务四屏图任务中,确认是否能看到所有的方向。视觉共济失调时,二等分位置也会偏移。但此时患者往往自诉"没有距离感"。如果有这样的情况,则可以怀疑是视觉运动失调,将笔放入患者的周边视野(右手为右视野,左手为左视野),确认是否有偏差。另外,在对侧视野(例如:右手对左视野)中也有视觉共济失调的情况,但频率较低,不严重就不会出现。因此,当体位为侧卧位时,由于空间的限制,术中评价比较困难,但最好在与手同侧的视野中确认有无症状。

2. 工作记忆(图 9-17,视频 9-20)

2-back 任务有助于语言性、空间性工作记忆的术中评价。2-back 任务要求观看并记住依次显示的内容,回答展示的内容是否与向前倒数两个显示的内容相同。术中评价如下:6 张为一组,每 3 秒一张幻灯片,患者从第 2 张到第 6 张幻灯片进行回答。在第 3 张到第 4 张幻灯片时施加电刺激。因此,第 5、6 张幻灯片回答错误或无反应判断为阳性。在这个任务中要排除注意力低下引起的假阳性,在空间性工作记忆任务中,要排除视空间障碍引起的假阳性。

小贴士

N-back 任务中,1-back、2-back、3-back……N 的数量可以任意设置。1-back 与其说是工作记忆,不如说是反映单纯的近似记忆和集中力,所以不适合作为工作记忆的任务。理论上,2-back 及以上可以作为工作记忆的任务。实际上,在以健康者为对象的功能性 MRI 研究中,3-back 及以上的任务也经常被使用。这是因为,对于健康者来说 2-back 任务很容易,很多时候都是 100% 的正确率,所以要避免出现天花板效应。因此,当达到 3-back 及以上时,即使是健康者也会有人难以完成。由于在评价中需要判断患者的异常,所以即使是健康者也有可能做不到的任务是不合适的。考虑到以上种种,2-back 任务是最有用的临床评价方法。

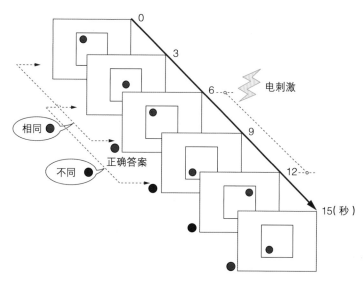

图 9-17　工作记忆的术中测试任务

3. 心智化能力

① 初级心智化能力(图 9-18,视频 9-21)

在一个显示屏上展示面部和感情单词的选项,让患者选择回答所显示的面部表情。选项最好是 2 个左右。另外,作者等人使用的不是整个脸部,而是只显示眼睛。

② 高级心智化能力(图 9-19,视频 9-22)

关于这一点,使用功能性 MRI 的高级心智化能力研究的报告很多,涉及各种各样的方法,作者使用了典型的高级心智化能力任务——"错误信念任务"[17]。其故事是:"某物在主人公不知情的情况下被别人转移到了其他地方,当主人公再次看到相同的地方时,惊讶地发现本应存在的东西却不见了。"一组故事由 4 张幻灯片构成,展示方

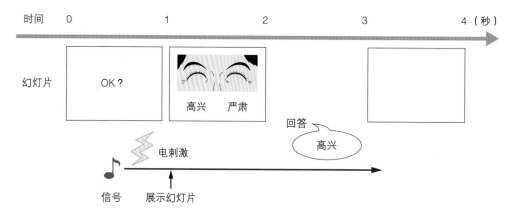

图 9-18　初级心理估测的术中测试任务

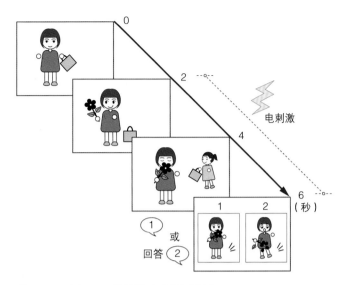

图 9-19 高级心理估测的术中测试任务

法如下：首先，依次展示 3 张幻灯片。接着，展示第 4 张幻灯片，其中给出了两个选项。患者从选项中选择合适的图片作为第 4 张幻灯片的后续故事。电刺激从第 2 张幻灯片到第 3 张幻灯片进行。阳性结果是选择错误或者反应迟缓。这个任务，注意功能和完成能力低下者也有可能出错。因此，在确认阳性结果时，需要确认患者可以完成单纯的故事任务，排除其他功能障碍的影响。

4. 非语言性语义记忆（图 9-20，视频 9-23）

非语言性语义记忆的任务，欧美经常使用金字塔和棕榈树测试（Pyramid and Palms Tree Test）。向患者展示图 A 与选项 B 和 C，让患者选择与 A 在意义上关联密切的是哪一个。欧美国家广泛使用这个任务，各国的标准值都有报告。但是，画的内容存在

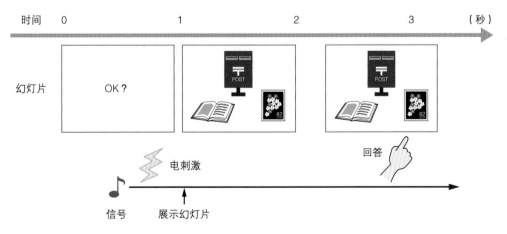

图 9-20 非语言性语义记忆的术中测试任务

文化差异,在本国使用时有必要充分斟酌任务内容。也就是说,对于本国患者来说,有很多不熟悉的画,即使是健康者也有很多出错的情况。因此,作者认为将外国的画原封不动地用在本国是不合适的。阳性结果是选择错误或者反应迟缓,为了避免因找词困难和语义性错误而造成的假阳性,回答最好采用非语言的方法,如用手指或编号来回答。

5. 注意功能(图 9-21,视频 9-24)

　　Stroop 任务可以体现注意功能,特别是抑制功能的任务。Stroop 任务中,将"红""黄""绿"等字用与文字不同颜色书写(例如,"红"用黄色,"黄"用蓝色等),让患者回答墨水的颜色。Stroop 任务中,需要抑制容易被诱发的反应,并做出适当的反应。也就是说,通常要抑制阅读简单文字的反应,回答颜色名称。手术中的展示方法是,在 1 张幻灯片上展示 1 个文字,并指示患者在幻灯片切换后立即回答墨水的颜色(一边慢慢思考一边回答是没有意义的)。阳性结果是把字读错或反应迟缓。在这个任务中,有必要排除由于语言障碍造成假阳性的可能性,如由于语义性错语引起的错误和由于找词困难引起的反应迟缓等。另外,注意功能即使不使用特别的检查也可以进行评价。例如,按照一定的速度(如每 4 秒一张)持续进行双任务,可以监测注意(alerting)的维持。Stroop 任务虽然可以容易地判断阳性,但需要相当的集中力,所以不适合持续监测。双任务的阳性结果,很大程度上依赖于任务执行者的判断,一方面需要任务执行者的经验,另一方面,由于可以作为持续监测使用,因此可以用来评价注意的维持。因此,如果根据需要区分使用这些评价,就可以监测注意功能的各个方面。但是,需要牢记的一点是,注意功能与上述的各要素功能不同,它是所有高级功能的基础,涉及广泛的功能。而且,相关的皮质和神经纤维网络

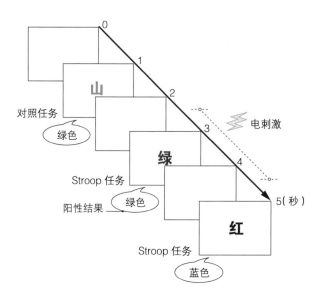

图 9-21　注意功能的术中测试任务

广泛,一般来说,这样多个皮质和神经纤维参与的功能,即使一处受损,也可以由其他部位代偿。因此,在使用该任务时,对于在哪个场合、以什么目的使用,需要慎重地研究。

6. 其他

在技术上可以进行术中评价的功能,还有 Gerstmann 综合征(失计算、失写、手指失认、左右失认)、记忆、相貌认知、地理认知(特别是街道失认)等(**表 9-4**)。

表 9-4 术中可评价的高级脑功能和主要功能侧

右大脑半球	左大脑半球
视空间认知	—
空间性工作记忆 *	语言性工作记忆 *
心智化(初级)*	心智化(初级)
心智化(高级)*	心智化(高级)
(非语言性语义记忆)	非语言性语义记忆 *
注意 *	(注意)
—	计算
—	写字
—	手指失认
—	左右失认
视觉性记忆 *	语言性记忆 *
相貌认知	—
地理认知	—

* 目前主流认为右/左脑存在功能差别,或者认为一侧半球的功能更为重要,另一侧大脑半球也有参与。因此,关于这些功能,不一定存在明确的功能侧。另外,这里仅列举了可以进行术中评价的功能。

三、 术中高级脑功能评估中的假阳性

在这些高级脑功能中,假阳性是指目标功能以外的功能障碍引发的错误。**表 9-5**中列举了假阳性的代表性功能障碍。如果怀疑有其他功能障碍,原则上要对怀疑功能进行评估(参照本章介绍的各种评价方法),确认没有问题(判别方法详见本节"小贴士"或第12章的困难与对策)。术中为了瞬间否定其他功能障碍的可能性,任务执行者不仅要观察患者的回答,还要经常观察患者的回答方法和反应。另外,预测任务中可能出现的所有症状及其原因也很重要。

表 9-5　术中高级脑功能检查和可能引起假阳性的功能障碍

想要评价的功能	检查	可能引起假阳性的功能障碍
视空间认知	线段二等分检查	视野缺损,视觉运动失调,上肢运动障碍,深部感觉障碍,注意障碍
工作记忆	2-back 任务	注意障碍、视野缺损、视空间障碍、意愿下降
心智化(初级)	感情识别任务	视野缺损,视空间障碍,意愿下降
心智化(高级)	错误信念任务	注意障碍、执行功能障碍
非语言性语义记忆	非语言性语义记忆	视野缺损,视空间障碍,语义性错语
注意功能	Stroop 任务	动作开始延迟(SMA 症状),处理速度降低

结语

　　本章列举的高级脑功能只是人类所具备的众多功能中的冰山一角。要保留所有的功能是不可能的,从肿瘤学的观点来看,也没有意义。因此,对于保留什么功能,牺牲什么功能,需要慎重而恰当地进行判断。在选择时,要考虑功能是否适合术中评价、其功能出现障碍时对患者生活的影响和恢复的可能性、功能的保留对肿瘤切除率的影响等。在术中,如果选择监测某一功能,这也就意味着想要保留阳性的部位。我们必须经常从多方面考虑监测哪些功能对患者来说利益最大。在高级脑功能的术中监测中,我们希望能够以高精度检测阳性结果,切实监测目标功能。

📖 参考文献

❶ Verdon V, Schwartz S, Lovblad KO, et al. Neuroanatomy of hemispatial neglect and its functional components: a study using voxel-based lesion-symptom mapping. Brain. 2010; 133: 880-94.

❷ Thiebaut de Schotten M, Tomaiuolo F, Aiello M, et al. Damage to white matter pathways in sub-acute and chronic spatial neglect: a group study and 2 single-case studies with complete virtual "in vivo" tractography dissection. Cereb Cortex. 2014; 24: 691-706.

❸ Nakajima R, Kinoshita M, Miyashita K, et al. Damage of the right dorsal superior longitudinal fascicle by awake surgery for glioma causes persistent visuospatial dysfunction. Sci Rep. 2017; 7: 17158.

❹ Urbanski M, Thiebaut de Schotten M, Rodrigo S, et al. Brain networks of spatial awareness: evidence from diffusion tensor imaging tractography. J Neurol Neurosurg Psychiatry. 2008; 79: 598-601.

❺ Courtney SM, Petit L, Maisog JM, et al. An area specialized for spatial working memory in human frontal cortex. Science. 1998; 279: 1347-51.

❻ Walter H, Bretschneider V, Gron G, et al. Evidence for quantitative domain dominance for verbal and spatial working memory in frontal and parietal cortex. Cortex. 2003; 39: 897-911.

❼ Owen AM, McMillan KM, Laird AR, et al. N-back working memory paradigm: a meta-analysis of normative functional neuroimaging studies. Hum Brain Mapp. 2005; 25: 46-59.

❽ Kinoshita M, Nakajima R, Shinohara H, et al. Chronic spatial working memory deficit associated with the superior longitudinal fasciculus: a study using voxel-based lesion-symptom mapping and intraoperative direct stimulation in right prefrontal glioma surgery. J Neurosurg. 2016; 125:

1024-32.

❾ Carrington SJ, Bailey AJ. Are there theory of mind regions in the brain? A review of the neuroimaging literature. Hum Brain Mapp. 2009; 30: 2313-35.

❿ Van Overwalle F. Social cognition and the brain: a meta-analysis. Hum Brain Mapp. 2009; 30: 829-58.

⓫ Price CJ. The anatomy of language: a review of 100 fMRI studies published in 2009. Ann N Y Acad Sci. 2010; 1191: 62-88.

⓬ Binder JR, Desai RH, Graves WW, et al. Where is the semantic system? A critical review and meta-analysis of 120 functional neuroimaging studies. Cereb Cortex. 2009; 19: 2767-96.

⓭ Moritz-Gasser S, Herbet G, Duffau H. Mapping the connectivity underlying multimodal(verbal and non-verbal) semantic processing: a brain electrostimulation study. Neuropsychologia. 2013; 51: 1814-22.

⓮ Sturm W, de Simone A, Krause BJ, et al. Functional anatomy of intrinsic alertness: evidence for a fronto-parietal-thalamic-brainstem network in the right hemisphere. Neuropsychologia. 1999; 37: 797-805.

⓯ Kim H. Involvement of the dorsal and ventral attention networks in oddball stimulus processing: a meta-analysis. Hum Brain Mapp. 2014; 35: 2265-84.

⓰ Tartaglia MC, Zhang Y, Racine C, et al. Executive dysfunction in frontotemporal dementia is related to abnormalities in frontal white matter tracts. J Neurol. 2012; 259: 1071-80.

⓱ 高宮千枝子，松井三枝，小林恒之，他. 心の理論に関連した脳活動—脳機能画像研究—: 脳機能画像研究. 人間環境学研究. 2009; 7: 129-35.

（马超　潘智勇　张晴 译　李志强　张捷 审）

中出祐介

10 术中唤醒手术的电生理监测

▶ **概述** ◀

　　术中监测的目的是识别定位可能因手术而受到损害的脑功能区域,通过术中功能监测进行保护,防患于未然。因此,选择与手术相对应的监测方法,正确地监测才是最佳的做法。由于术中监测会受到各种各样的影响(噪声、麻醉、患者的体温、血压、手术方法等),因此,充分理解这些情况并进行适当的应对,才能做出正确的判断。为了避免被假阳性所迷惑而不必要地停止手术,或者向手术医生传达错误的信息等类似事件的发生,要求检查者具备相应的知识和技术。

　　可以进行术中监测的脑功能有:运动[运动诱发电位(motor evoked potential, MEP)]、感觉[躯体感觉诱发电位(somatosensory evoked potential, SSEP)]、视觉[视觉诱发电位(visual evoked potential, VEP)]、听觉[听觉脑干反应(auditory brainstem response, ABR)、耳蜗神经动作电位(cochlear nerve action potential, CNAP)]等,脑神经中第I到XII对脑神经都可以进行监测。在这些监测中,本章主要对唤醒手术的MEP、SSEP进行解说。患者对手术的期待不仅仅是病灶的治疗,还包括不产生后遗症。希望本章节的内容能有所帮助。

一、术中监测的基础

1. 诱发电位

　　从运动诱发电位、躯体感觉诱发电位等名称就可以看出,术中监测基本上是记录诱发电位。所谓诱发电位,是指由于刺激而诱发的电位变动。因此,当刺激出现时,会形成一定的波形(潜伏时间和振幅)(**图 10-1**)。在各种监测中,监测并评价潜伏期和振幅的变化是基本要求。

2. 记录方法

　　基本上,大的波形需要单一记录,比脑波小的波形会混入脑波和噪声,因此有必要通过平均叠加来减轻噪声。

　　例如　　大波形:MEP(不需要叠加)

　　　　　　小波形:SSEP(100 次左右)

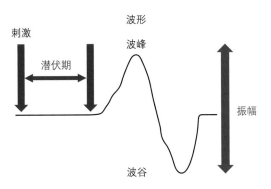

潜伏期：从刺激点到电位变动开始点
振幅：波形的从上到下的高度

图 10-1　诱发电位

3. 电刺激

刺激的极性：刺激神经时，在阴性刺激电极正下方去极化（开始传导），阳性电极正下方发生超极化（传导阻断）。因此，一般是将阴极朝向想要传导刺激的方向进行刺激，导出也以接受刺激一方为阴极。但例外情况是在刺激脑表时用阳极刺激（**图 10-2**）。锥体细胞与大脑皮质呈垂直方向排列，神经向末梢方向延伸。因此，这样进行电刺激，可以降低刺激阈值，并且得到强烈的反应。

刺激的强度：在考虑电刺激的条件时，往往只加强电的强度。但要使神经兴奋，"电流强度"和"持续时间"这两个因素都很重要。最有效地引起有髓神经兴奋所需的持续时间（脉冲宽度）为 0.05~0.3ms，以此为基础设置监测中的刺激条件。临床上 0.5ms 左右比较合适（**图 10-3**）。

刺激方法：在刺激大脑运动区，从上肢和下肢记录诱发肌电图的 MEP 中，使用的是成串刺激，一次给出 3~5 发间隔很短矩形波脉冲。通过刺激的叠加使皮质环路的神经核和皮质脊髓束的脊髓前角细胞放电，该方法可以在全身麻醉下记录稳定的波形。成串刺激的脉冲数一般使用 5 个。提高刺激强度也无法增加振幅时，不要盲目提高强度，将脉冲数增加到 6、7 个比较有效。对于仍然无效的病例，有时使用多个成串刺激比较有效（参照本章后面经颅 MEP 部分）。

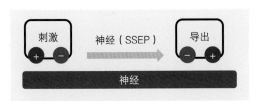 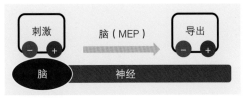

图 10-2　电刺激和导出的极性设置

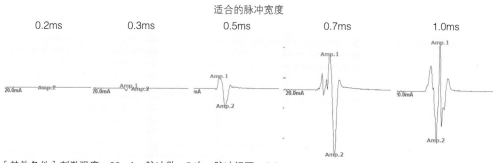

[其他条件] 刺激强度：20mA，脉冲数：5次，脉冲间隔：2.0ms

图 10-3 脉冲宽度与诱发电位的关系

MEP 中有经颅电刺激法和脑表直接刺激法。经颅刺激法的优点是方便(只在头上放置螺旋电极)，能够同时记录多条路径(上下肢)的优点。另一方面，随着刺激产生身体运动，术者每次测量都必须停止动作，不适合持续记录。在脑表直接刺激法时，电极的放置需要术者去习惯，但是由于几乎没有身体运动，因此具有不停止手术操作、以数十秒为间隔将波形的变化传达给术者的优点。另一方面，作为电极的放置位置，解剖学上手的运动区容易接近，但是脚的运动区由于位于大脑纵裂，接近比较困难。因此，在脑表直接刺激的情况下，存在下肢监测困难的缺点。但是，通过组合经颅刺激法，也可以进行下肢的监测。另外，在经颅刺激的情况下，随着手术的进行，脑脊液流失，脑表面下降，头皮上电极和脑表面的距离变大，容易引起波形下降(假阳性)。一般来讲，脑表直接刺激法中只要脑表的电极不脱落或错位，就能够稳定地记录下来。但实际上，脑表直接刺激法中也有发生电极错位的情况，在振幅下降时，除寻找其他原因外，也有必要同术者商量重新放置电极的问题。综上所述，根据我们放置刺激电极方面的经验，如果是脑内的手术，最好尽可能使用脑表直接刺激法，必要时结合经颅电刺激法进行。另一方面，在脊髓的手术中，经颅电刺激法在不开颅的情况下更有效。

4. 电极的安装和接触阻抗

使用盘电极时，充分降低放置部位的接触阻抗，可以减少交流噪声等。使用酒精棉可以有效地降低接触阻抗。各个电极的阻抗存在差异就会产生噪声，所以要注意避免差异。另一方面，针状电极不需要考虑接触阻抗。此外，需要降低身体接地的电阻，这一点很容易忘记。

小贴士

关于一次性盘电极和针电极的使用区分，针电极需要医生来放置，如果是盘电极，临床检查技师自己就可以放置，在医生准备手术的过程中，临床检查技师可以进行监测准备。

5. 滤波器的设置

滤波器被用来区分目的波形和噪声。手术室的设备非常多,会产生各种各样的噪声,因此设置合适的滤波器非常重要。

低截滤波器(low cut filter):影响缓慢的成分。提高该值可以抑制基线的摆动,但同时也会影响持续较长的波形(频率较低的波形),引起波形的失真和振幅的下降。

高截滤波器(high cut filter):影响频率高的波形。提高该值会增加波形中混入的细小伪影,降低波形顶点会钝化。

平滑滤波器(hum filter):采用交流电源时,有时会出现交流电杂音(东日本 50Hz,西日本 60Hz)。平滑滤波器可以去除这种交流杂音。但是,也会对含有接近 50~60Hz 频率的诱发电位产生影响,因此需要注意。

6. 麻醉药和肌肉松弛药的影响

因为麻醉药和肌肉松弛药对术中监测有很大影响,所以在手术前必须和麻醉医师一起确认麻醉的方法。全身麻醉由镇静、镇痛、肌肉松弛 3 部分构成。其中,镇静、肌肉松弛会对 MEP 监测产生影响。镇静有吸入麻醉和静脉麻醉两种,吸入麻醉药七氟烯具有抑制突触的效果,即使量很少也会极大影响诱发电位(振幅下降)。因此,MEP 监测原则上使用静脉麻醉药异丙酚(SSEP 也会受到影响)。而且,因为 MEP 记录诱发肌电图,所以很大程度上也会受到肌肉松弛药的影响。因此,除了麻醉开始时,其他时候不使用(参照第 7 章术中唤醒手术的麻醉)。

7. 用于监测的靶肌肉

上肢肌肉中常用的是拇短展肌和小指展肌(图 10-4A)。拇短展肌位于将第 1 掌指关节和腕掌关节在手掌侧连接的直线上。小指展肌位于第 5 掌指关节和豌豆骨尺侧的连线上。

下肢肌肉中常用的是蹈展肌和胫前肌(图 10-4B)。蹈展肌位于足底的跟骨内侧到蹈趾基节骨内侧的中央部,从舟状骨往足底方向约 1~2 横指的位置。胫前肌从胫骨外侧髁部和胫骨骨干近端部 2/3 开始,延展到第 1 楔状骨和第 1 跖骨底。肌腹在胫骨粗面的远端 4 横指左右,胫骨嵴的外侧 1 横指左右。

二、术中监测所需的仪器、器材

1. 电刺激装置

用于经颅刺激的电刺激装置分为恒压型和恒流型。恒压型的矩形波脉冲持续时间固定为 50μs,因为这个脉宽对刺激大脑来说很短,所以需要较高的刺激电压。另一方面,恒流型的特征是,矩形波脉冲的持续时间可以在 50μs 到 1ms 的范围内进行调整,

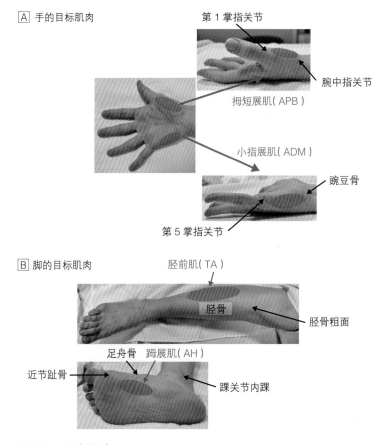

A 手的目标肌肉

第 1 掌指关节

腕中指关节

拇短展肌(APB)

小指展肌(ADM)

豌豆骨

第 5 掌指关节

B 脚的目标肌肉

胫前肌(TA)

胫骨

胫骨粗面

足舟骨　蹞展肌(AH)

近节趾骨

踝关节内踝

图 10-4　目标肌肉

容易得到最佳的刺激条件。作者所在医院的术中监测装置为恒流型,刺激电极盒和导出电极盒可以分别固定(**图 10-5**)。

2. 刺激电极

经颅脑神经直接刺激:作者在经颅刺激 MEP 中使用一次性螺旋电极(**图 10-6A**)。螺旋电极安装简单,不易脱落,由于电极进入皮下,头皮与刺激电极间的电阻较低。在脑表直接刺激 MEP 中,使用与脑接触面为白金制的网格电极(**图 10-6B**)。如果暴露出运动区,则放置直接电极。另外,在运动区没有暴露的情况下,从开颅部分向运动区滑入放置电极。在皮质下刺激脑定位中,使用双极刺激电极(**图 10-6C**)。直接刺激神经的探针中,有单极和双极刺激用探针。两者的区别在于波形中混入刺激伪影的大小和刺激传递的容易度。双极刺激探针的伪影混入较少,比较好用。在脑内等刺激面积较少的情况下,最好使用同心圆状的双极刺激探针。另外,在刺激传递的容易性方面,垂直方向传递刺激的单极阳极探针能够以弱电流引起锥体细胞的兴奋,比较而言是不错的。但是,需要注意过度的刺激会引起深部结构受到刺激。另一方面,双极刺激探针的刺激是水平传递的,所以会引起浅层局限区域的刺激(**图 10-7**)。综

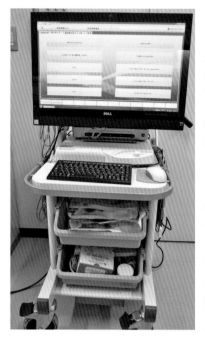

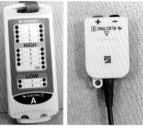

刺激电极盒

Co-MEP，SSEP   Tc-MEP
脑表定位

导出电极盒

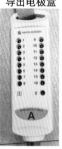

图 10-5 术中监测装置
日本光电工业社制 NeuroMaster
MEE2016

A **一次性螺旋电极**
（用于经颅刺激的 MEP 电极）

C **双极刺激电极**
（Bipolar Prob, 100mm）
（用于脑表直接刺激的电极）

D **带导电性粘合剂**
一次性刺激电极

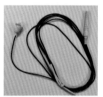

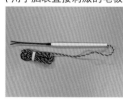

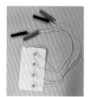

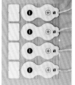

日本光电工业社制

美敦力公司制

日本光电工业社制

B **栅格电极**（用于脑表直接刺激的 MEP 阳极电极）（用于 CCEP 的刺激电极）
用于脑表直接刺激的 MEP 阳极电极组

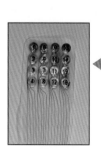

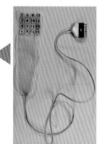

在手术中
连接

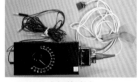

（切换盒）

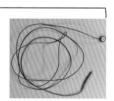

（阴极电极）

UniqueMedical 公司制

（16 极分离电极电缆）

CCEP 用刺激电极组

图 10-6 刺激电极的种类

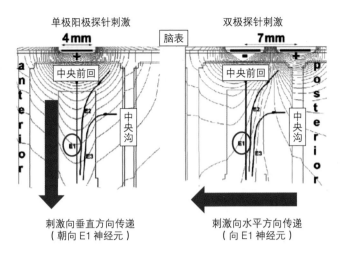

图 10-7 通过单极、双极电刺激时刺激信号(等电位线)的扩散方式
(根据 Manola L, et al. Clinical Neurophysiol.2007;118;464-474 修改)[7]

上所述,作者使用了双极刺激探针。

上下肢 SSEP:作者使用带导电黏合剂的一次性刺激电极(图 10-6D)。粘合剂使电极不易脱落,长时间记录也不用担心干燥。另外,由于与皮肤的接触面柔软,因此不用担心因强力压迫神经而发生神经损伤。

3. 记录电极

作者主要使用一次性带导电黏合剂的电极(碟形电极)(图 10-8A)。由于带粘着剂电极不易脱落,长时间记录也不用担心干燥。与针电极不同,盘电极可由临床检查技师安装,从而缩短了监测准备时间。针电极可以不选择放置场所,其优点是在放置电极时省去了降低电阻的麻烦。脑表记录电极用于利用 SEP 识别中央沟等从脑表直接记录电位的情况(图 10-8B)。

三、 术中监测的实际情况

唤醒手术通常按以下顺序进行监测。

第 1 步:根据 SEP 识别中央沟。

第 2 步:唤醒后决定大脑的刺激强度。

第 3 步:通过脑皮质定位识别脑功能定位,必要时通过皮质下刺激进行锥体束监测。

第 4 步:从唤醒过渡到全身麻醉后,用 MEP 进行锥体束监测。必要时还同时使用 SSEP 进行感觉神经通路监测。

第 5 步:利用 CCEP(皮质-皮质间诱发电位)进行高级脑功能白质通路监测。

注意:肿瘤的位置、唤醒困难的患者、因再次手术粘连而无法在运动区域放置网格电极等因素存在情况下,也可进行经颅电刺激。

A 用于运动诱发电位测定的一次性记录电极
 · 带导电性粘合剂电极（盘电极）
 · 针电极

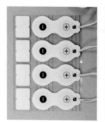 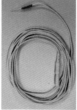

日本光电工业社制

C 栅格电极
 （用于 CCEP 的记录电极）

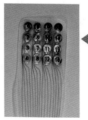 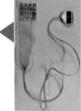

UniqueMedical 公司制

B 脑表记录电极（条形电极）
 （用于识别中央沟的记录电极）

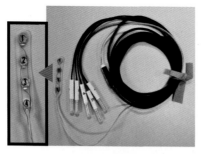

UniqueMedical 公司制

D 接地电极（身体地线）

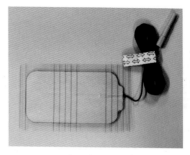

日本光电工业社制

图 10-8 记录电极、接地电极的种类

监测的准备

① 委托麻醉科医师使用异丙酚和镇痛药物进行麻醉。另外,肌肉松弛药只在麻醉诱导时使用,确认肌肉松弛药作用停止的时间。如果进行 4 个成串（train of four, TOF）刺激等肌肉松弛监测,也可以参考这个指标（在这个时间以后测定 MEP 的对照,开始监测）（参照第 7 章术中唤醒手术的麻醉）。此外,应事先确认患者有无瘫痪。徒手肌力测试（Manual Muscle Test, MTT）为 0~2 左右,麻痹较重时有可能记录不到波形。

② 准备设备。诸如电刺激装置、电动床等医疗设备,应全部使用专用三孔电源线等电位接地。如出现三孔电源线无法使用等情况,另用地线将医疗器械连接到医用接地端。将电源线接上插座,打开电刺激装置电源。给患者身体连接地线。与电刀并用时,必须将负极板贴在臀部,在对侧不妨碍手术操作的地方安装身体接地线,一般放置在刺激电极和记录电极之间。

③ 根据所实施的监测进行仪器的设置。作为参考,作者所在医院使用的唤醒手术监测仪器的设置如**表 10-1** 所示。

表 10-1　金泽大学附属医院术中唤醒手术中监测仪器的设置

	脑表定位电极	MEP		SEP		CCEP
		皮质 MEP	经颅 MEP	上肢/下肢	中央沟识别	
显示灵敏度	100μV	50~500μV	50~500μV	0.5~5μV	20~50μV	50μV
高截滤波器	1 000~1 500Hz	1 000~1 500Hz	1 000~1 500Hz	500~1 500Hz	500~1 500Hz	1.5kHz
低截滤波器	5~50Hz	5~50Hz	5~50Hz	5~30Hz	5~30Hz	0.5Hz
分析时间	100ms	100ms	100ms	50~100ms	50ms	30ms
相加次数	9 999	1	1	100~500	100	20~200
拒绝		关	关	3.0div	关	关
触发设置 触发模式	Recurrent	Recurrent	Recurrent	Recurrent	Recurrent	Recurrent
频率（刺激频率）	0.1Hz	0.9Hz	0.9Hz	4.70Hz	4.70Hz	1~2Hz
脉冲宽度	0.2ms	0.2ms	0.2~0.5ms	0.2ms	0.2ms	0.2~0.5ms
脉冲数	598	5	5	1	1	1
脉冲间隔（ISI）	16.7ms	2.0ms	2.0ms	关	关	2ms
电流设置 恒定电流	开	开	开	开	开	开
恒定电压	关	关	关	关	关	关
限制	30mA	50mA	250mA	50mA	50mA	30mA
每级间隔	0.1mA	0.2mA	1.0mA	0.2~0.5mA	0.2mA	0.1mA
极性	正	正	正	正	正	正
模式	双相	单相	双相/单相	单相	单相	单相
交替刺激	关	关	关	关	关	开

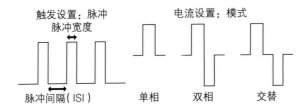

触发设置：脉冲　　　　　　电流设置：模式
脉冲宽度
脉冲间隔（ISI）　　　单相　　双相　　交替

1. 第1步:利用 SEP 识别中央沟

利用 SEP 识别中央沟

［目的］

- 明确中央沟的位置,辨别运动区和感觉区。
- 根据该 SEP 推测运动区,避免术后运动麻痹。

［适用的病例］

- 运动区、中央沟附近的脑肿瘤等

［使用的刺激电极和记录电极］
- 刺激电极：刺激电极 (图 10-6D)
- 记录电极：条带电极 (图 10-8B)
- 身体接地 (图 10-8D)

［记录步骤］

① 在病变侧和对侧正中神经的腕关节部位贴刺激电极［中枢侧贴(－)电极,末梢侧贴(+)电极］(图 10-9)。在下肢刺激 SEP 的情况下,因为不太能看到相位的逆转,所以基本上不使用(P38 的相位逆转不明确)。给患者安装身体接地(手腕倒肩膀)。在 Fz 上插入(+)电极(基准电极)(图 10-10)。

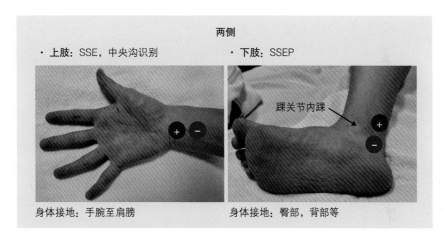

图 10-9　上下肢 SSEP、SEP(中央沟识别)刺激电极位置

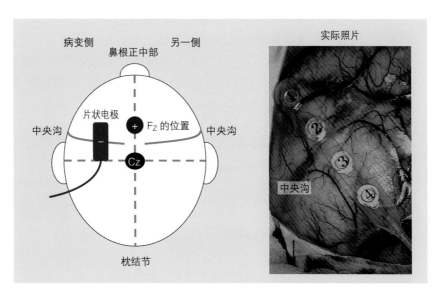

图 10-10　基于 SEP 识别中央沟,导出电极的位置(上肢)

② 开颅后,放置记录电极。在解剖学上认为是中央沟的地方放置薄片电极,作为(−)电极,为导出电极(图 10-10)。

③ 刺激强度控制在 10~20mA 左右。监测波形的评价:在鉴定中央沟时要找到波形相位逆转的地方。一般用手的运动区进行评价(用 N20 进行评价)。出现相位逆转的前方是运动区,后方是感觉区(图 10-11)。由于肿瘤的影响等难以识别运动区时,或者没有发现相位逆转的情况下,可以认为所有导出电极都安装在运动区或者感觉区上。向术者报告,让其改变可以看到相位逆转的电极位置。用 SEP 识别中央沟,在识别的运动区放置栅格电极(后述)。

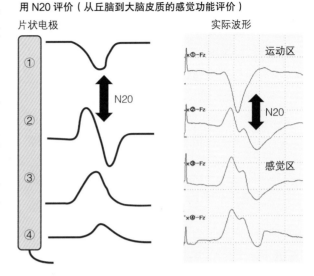

用 N20 评价(从丘脑到大脑皮质的感觉功能评价)

图 10-11　基于 SEP 识别中央沟,导出电极的位置

2. 第 2 步:唤醒后,决定大脑的刺激强度

刺激腹侧中央前回,寻找一个刺激强度,能够诱发与发声相关的肌肉运动领域中的构音障碍或阴性运动区中的发声停止(图 10-12A)。以出现构音障碍(anarthria)和发声停止(negative motor response)为目标,将电流从 1.5mA 开始升高,最大达到 6mA 左右。

刺激过强时,会诱发痉挛和刺激后大脑异常兴奋的后放电,因此要注意刺激中患者的四肢,安装脑电图电极时要注意脑电波。一旦出现痉挛和后放电马上用冷水(生理盐水)浇脑表(根据经验,超过 10mA 会高频率地诱发痉挛和后放电)。停止刺激,持续浇冷水直到痉挛和后放电消失为止(图 10-13)。之后,由测试任务执行者实施语言功能、高级脑功能、运动功能等测试任务。

3. 第 3 步:通过脑皮质定位识别局部的脑功能存在,根据需要通过皮质下刺激(后述)进行锥体束监测

脑皮质定位

[目的]

• 在唤醒状态下,对大脑的各种功能(语言区,运动区等)进行识别

[适用的病例]

• 主要针对神经胶质瘤

• 对神经胶质瘤的手术,由于肿瘤的切除率对预后有影响,因此通过脑皮质定位(唤醒

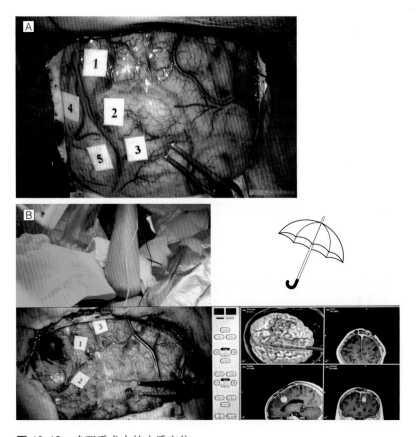

图 10-12　唤醒手术中的皮质定位

手术）推测重要的局部脑功能的存在，在避免术后后遗症的同时，最大限度地切除肿瘤。

［使用的刺激电极］

- 刺激电极：双极刺激电极（**图 10-6C**）
- 身体接地（**图 10-8D**）

［记录步骤］

① 为了应对唤醒不良的病例，还要做好脑表直接刺激法（皮质 MEP）（后述）的准备。

② 利用超声和导航系统等，首先标记肿瘤的进展范围。完成对照的评价后，在各任务中用双极电极全面刺激包括肿瘤在内的脑表。定位各任务不能正常执行的各处脑表（语言区、感觉区、运动区等）（标上编号等作为标记）（**图 10-12B，视频 10-1**）（详情参照第 8 章术中唤醒手术的手术技巧）。

③ 脑皮质定位后，开始切除病变。为了保留脑的功能，一边进行必要的测试任务一边切除病变。然后，为了识别与语言和运动相关的主要白质纤维，一边并用皮质下刺激（后述）一边进行肿瘤切除。

刺激强度过高导致后放电出现和冷水引起的消失

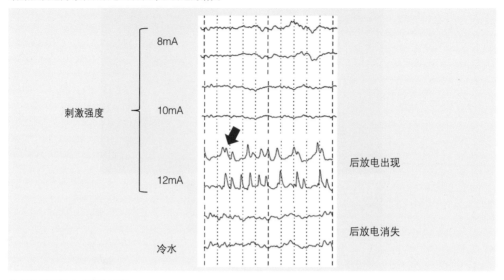

从刺激到后放电出现的过程

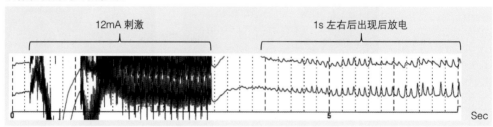

图 10-13　刺激强度与后放电的关系
术中脑波记录条件：TC0.1，HI filter 60Hz，Sensitivity 30μV/mm

4. **第 4 步：从唤醒过渡到全身麻醉后，用 MEP 进行锥体通路监测，必要时还同时使用 SSEP 进行感觉神经通路监测**

运动诱发电位

(1) 经颅电刺激法(经颅 MEP)

［目的］

术中评估运动功能，避免术后后遗症。

［适用的病例］

- 在脑肿瘤患者开颅手术中，不能在运动区直接留置格栅电极的患者(小儿有可能记录不到)。
- 也应用于脑动脉瘤、脊椎脊髓手术中。

［使用的刺激电极和记录电极］

- 刺激电极：螺旋电极（图 10-6A）
- 记录电极：盘电极或针电极图（图 10-8A）
- 身体接地（图 10-8D）

[记录顺序]

① 在四肢放置电极。首先,在刺激电极和记录电极之间的臀部、背部、肩膀等部位安装身体接地线。记录电极点的放置位置会随着手术而变化,所以要事先和手术医师商量。记录电极的安装部位采用肌腹肌腱法(肌腹为阴极,肌腱为阳极)。一般来说,在左右上肢中,多放置在目标肌肉项中所记载的拇短展肌和小指展肌,在下肢中,多放置在胫前肌和蹈展肌(**图 10-4**,**图 10-14**)。例如,在右脑肿瘤的情况下,在左侧上下肢进行评价。此时,如果在右侧上下肢也放置电极作为对照,对于判断麻醉深度和肌肉松弛药水平的变化引起的假阳性是有用的(仅有左肢下降则判断为阳性)。作者常规在左右上下肢放置电极,在特殊情况下(脊髓脂肪瘤手术等),在这4 个记录电极的基础上再加上腓肠肌和肛门括约肌等。

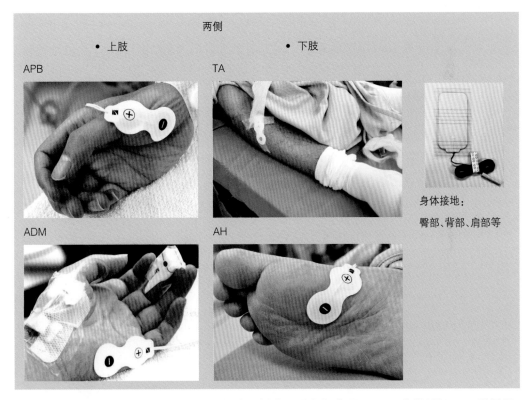

图 10-14　经颅 MEP、皮质 MEP 通用的皮质下刺激记录电极位置。ADM,小指展肌;AH,蹈展肌;APB,拇短展肌;TA,胫前肌

小贴士

在电刺激装置中使用自由运行(free-run)功能,可确认电极是否正确地插入了电刺激装置的电极盒。方法是,一边看监视器,一边触摸放置记录电极的地方,确认监视器上是否有变化。虽然有点麻烦,但只要花这个工夫,就可以避免记录电极和电极盒的错误连接。

② 安装刺激电极(螺旋电极)。根据上肢的记录和下肢的记录,需要正确地改变刺激场所。如果安装在国际脑电图学会 10-20 标准电极放置系统的 C3、C4 位置前方 2cm 处,上下肢就都可以导出(**图 10-15**)。刺激极性以病变侧为阳极。下肢记录中推荐的刺激部位是从上肢刺激位置向正中侧移动 2cm 的地方,这是我们的经验,仅作为参考。

③ 手术开始,肌松药的作用停止后记录对照波形图(**图 10-16**)。刺激强度在 150~200mA 左右。刺激强度分为阈值上刺激和最大上刺激。脑手术时,进行阈值上刺激。阈值上刺激是指基于波形出现的刺激强度提高 20% 左右的强度进行的刺激。最大上刺激是指提高刺激强度直到波形不再变化为止的刺激法。在这种方法会刺激到比脑表更深处,难以反映脑表的伤害(假阴性),因此不适合脑手术。另外,在电流设置模式下,有单相(monophasic)和双相(biphasic)两种,注意并区分使用这种设置是很重要的。单相是单一相刺激,双相是在一相刺激之后,反相进行第二相刺激(参照**表 10-1**)。在脑手术中,在病变侧放置阳极刺激电极,用单相进行刺激。例如,如果是右侧的肿瘤,则在右侧放置阳极刺激电极,调节刺激强度,使刺激只通过右锥体束(阈值刺激)。判别方法是,只导出左上下肢,不导出右上下肢的状态为适当的刺激强度。如果刺激过强,刺激就会到达脑深部和颈椎,导出两侧上下肢(最大上刺激)。在这种状态下无法进行正确的评价,导致假阴性(**图 10-17**)。在进行脊髓和降主动脉置换等手术时,推荐使用从左右均可导出的对组织创伤低的双相刺激。

经颅电刺激时伴随有身体运动,所以要向主治医生确认并得到理解后再进行刺激。对照波形会受到开颅引起的颅骨电阻值变化、脑脊液减少、麻醉药蓄积、体

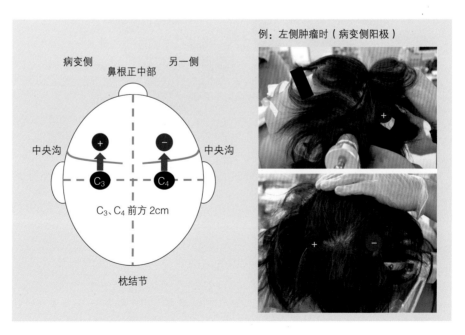

图 10-15 经颅 MEP 刺激电极位置(上下肢通用)

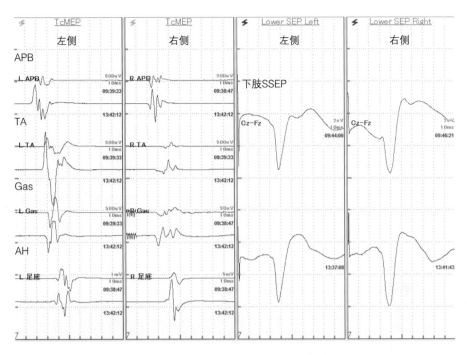

图 10-16 实际监测画面示例。紫色为对照,蓝色为现在的波形。AH,跛展肌;APB,拇短展肌;Gas,腓肠肌;TA,胫前肌

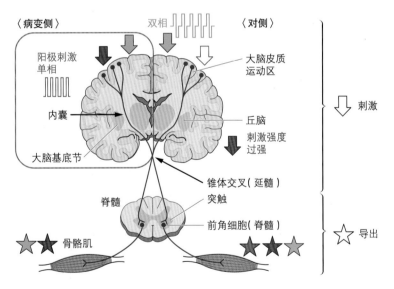

图 10-17 单相和双相刺激的差异

温下降等各种各样的影响(假阳性),所以记录每一个手术操作非常重要。在手术前要与手术医生确认容易导致运动功能障碍的操作,在操作前也请术者告知,最好记录对照,并与操作中、操作后进行比较。术前发生瘫痪的患者和儿童患者,通过通常的刺激可能无法导出波形。这种情况下,将刺激强度固定在最大的 200mA,改

变脉冲数(提高到 5~7 左右进行刺激)。如果这样仍导出不良,则利用多个成串刺激。这个方法是以一定间隔多次给予成串刺激。从几个相关病例报告来看,间隔在 200ms(5Hz)左右效果会变好。但是,反复进行高频率的成串刺激也存在安全性的问题,使用时需要和手术医师充分商量。

④ 监测波形的评价是根据与对照值相比,降低百分之多少来判断的(图 10-18)。根据医院的不同会各不相同,作为参考,作者所在医院的研究结果将警报点定为 50%(详细内容请参照第 12 章困难与对策中 D. 检查者视角部分)

⑤ 到达警报点时的应对措施。为了避免假阳性,在确认以下项目后向手术医师报告(避免不必要的停止手术操作也是监测的要点)。首先,麻醉科医师确认麻醉深度、麻醉方法是否有变化(吸入麻醉后波形无法记录)、肌肉松弛药的水平、血压、体温,如果没有问题,则确认记录电极的放置状态。经颅刺激时由于几乎没有刺激电极的移位或脱落,因此可以省略确认。

⑥ 对照波形的重新记录,以及在运动区附近进行手术操作时,在记录波形的同时留下评论。这样一来,在手术中出现异常以及术后留下后遗症时,就能正确应对。

⑦ 记录结束时留下最终的波形,与手术医师一起确认手术操作的监测结果(手术结束时相对于对照波形,结束时的波形是否降低)。通过该操作,当发生术后神经并发症时,可以作为手术在可能的情况下顺利实施的证据。

⑧ 告知麻醉科医师监测结束后,将静脉麻醉改为吸入麻醉,使用肌肉松弛药等易于麻醉管理的常规麻醉。

(2) 脑皮质直接刺激法(皮质 MEP)

[目的]

• 在手术中评价运动功能,避免术后后遗症。与经颅 MEP 不同的是,由于几乎没有伴随刺激的身体运动,因此在手术操作中也可以持续记录,可以实时评价神经损伤,也可以评价局限性部分运动功能。

[适合的病例]

• 脑肿瘤患者、脑血管手术等开颅手术中能够直接在运动区留置格栅电极的患者(儿童患者可能无法记录,经颅 MEP 也要准备)。

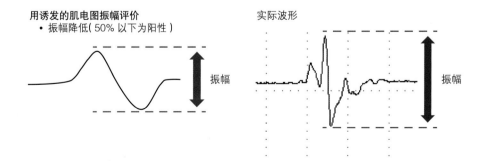

图 10-18　MEP 波形

小贴士

皮质 MEP 评价的是局部运动功能,所以,在监测上肢时多数情况下不能评价下肢。在需要评价下肢时,在皮质 MEP 的基础上同时使用经颅 MEP 就可以评价下肢。另外,在开颅范围很广不能放置经颅 MEP 用的螺旋电极的病例中,通过在大脑纵裂(用神经导航识别下肢的支配区域)上放置栅格电极(图 10-6B)或者带状电极(图 10-8B),也可以用经颅 MEP 评价下肢。

[使用的刺激电极和记录电极]
• 刺激电极:栅格电极(图 10-6B)
• 记录电极:盘电极或针电极(图 10-8A)
• 身体接地(图 10-8D)

[记录步骤]

① 参照经颅 MEP。通常在上肢进行监测。需要追加的作业是,将放置在脑表上的栅格电极的阴极电极附着在额头上。作者使用脑电图检测用的盘电极和粘合剂,将电极固定在额头上。也可以是针电极。将该阴极的电缆连接到切换盒上。

② 开颅后根据 SEP 识别中央沟,然后在手运动区放置栅格电极(图 10-19,视频 10-2)。从大脑皮质的功能位置关系来看,手比脚更容易放置电极,所以通常放置在手的运动区。另外,在能够识别手的运动区的情况下,也可以省略通过 SEP 识别中央沟。

③ 在肌肉松弛药的作用停止之后记录对照波形。作者利用连接到栅格电极的切换盒,可以从 16 极栅格电极的阳极电极中选择最佳阳极(通常是一边移动脑表的电极一边寻找最合适的脑表刺激位置,因此花费时间和工夫)。刺激强度为 30mA,阈值上刺激 20% 左右进行刺激。由于对照波形受到开颅引起的颅骨电阻值变化、脑脊液减少、麻醉药蓄积、体温下降等各种各样的影响(假阳性),因此对每一次主要的手术操作进行记录是很重要的。手术前向手术医师请教容易导致运动功能障碍的操作,

病变侧

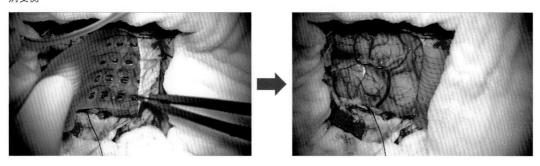

图 10-19 经颅 MEP 刺激电极位置(上肢)

在该操作前也要得到信号,测定对照,与操作中、操作后进行比较是比较好的。经颅 MEP 和皮质 MEP 的区别,请参照"术中监测的基础"一节。

④~⑧ 请参照经颅 MEP 部分。

(3) 皮质下刺激

［目的］

- 通过直接刺激锥体束,避免锥体束的障碍。

［适用病例］

- 锥体束附近的脑肿瘤患者和伴有髓内血管性病变的患者等。

［使用的刺激电极和记录电极］

- 刺激电极:双极刺激电极(图 10-6C),或单极刺激电极
- 记录电极:盘电极或针电极(图 10-8A)
- 身体接地(图 10-8D)

［记录程序］

①~③请参考皮质 MEP 部分。

④ 确认皮质 MEP 能够记录下来。通过神经导航等,如果接近锥体束附近时,从术者处得到皮质下刺激 MEP 的指示。

⑤ 将双极刺激电极传递给术者。与皮质 MEP 不同,由于是神经纤维的刺激,所以进行阴极刺激(图 10-2)。刺激强度为 30mA。从 30mA 开始,如果得到波形,则降低刺激强度,求最佳刺激强度。如果得不到波形,则判断距离锥体束较远,告知术者(图 10-20)。报告显示,锥体束纤维的刺激阈值为 1.8mA 左右,离开锥体束纤维 5mm 时阈值为 5mA,离开 10mm 时为 10mA。注意点是,即使在进行皮质下刺激 MEP 的过程中,用皮质 MEP 确认反应是否有变化。两者的波形都没有变化对避免术后遗症很重要。

病变侧

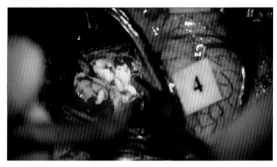

图 10-20　皮质下刺激电极位置(上下肢)

⑥ 皮质下刺激 MEP 得到反应时,判断为锥体束附近并报告给术者(这是判断肿瘤切除结束的标准)。

躯体感觉诱发电位

(1) 上肢 SSEP

［目的］

- 术中评估从上肢末梢神经到脊髓、脑干、丘脑、皮质的感觉神经通路(主要通过后索的深部感觉系统)的功能,避免术后后遗症。

［适用病例］

- 可能导致大脑中动脉供血不全的脑肿瘤切除术(因为上肢区域主要由大脑中动脉

供血)。

[使用的刺激电极和记录电极]

- 刺激电极:刺激电极 (图 10-6D)
- 记录电极:针电极 (图 10-8A)
- 身体接地 (图 10-8D)

[记录步骤]

① 只测定 SEP 时,不容易受到药物的影响,在全身麻醉下可以记录(吸入麻醉时会受到抑制,所以异丙酚麻醉比较好)。但是,脑肿瘤的监测通常以 MEP 为主体,所以在并用 SEP 的情况下也要实施以 MEP 为基准的麻醉法(详细内容请参照第 7 章术中唤醒手术的麻醉)。在手术前,确认患者有无瘫痪。

② 给患者安装身体接地线(上肢 SSEP 为手腕到肩部)。在左右正中神经的腕关节部位贴刺激电极[中枢侧贴(−)电极,末梢侧贴(+)电极](图 10-9)。在左右侧贴电极的理由是病变同侧可起到对照作用,而且左右贴经常有助于判断假阳性。

③ 安装记录电极(针电极)。在两侧 Shagass 点(C3、C4 后方 2cm)刺入(−)电极,在 Fz 刺入(+)电极 (图 10-21)。

④ 由于不容易受到药物的影响,所以在手术开始前要记录波形,确认放置是否有问题。刺激强度在 10~20mA 左右。SEP 的电位极低,所以要采用加算平均法记录。加法次数方面,只要能减轻杂音的混入,确认潜伏时间以及振幅就足够了(500~2 000 次)。

⑤ 监测波形的评价,在 SEP 的情况下,根据潜伏期的延长以及振幅的降低进行判断(上肢 SEP 根据 N20 进行评价)(图 10-22)。振幅降低至 50% 以下作为警报点。关于潜伏时间延长多少作为警报点很难确定,但由于 SEP 的可重复性很高,即使稍微延长也要向术者报告。

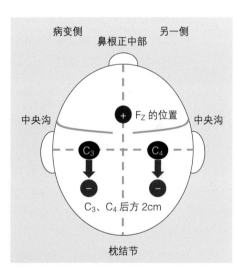

图 10-21　SSEP 导出电极位置(上肢)

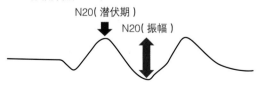

图 10-22　上肢 SEP 波形

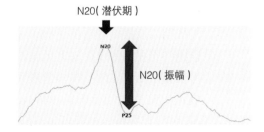

⑥ 到达警报点时的应对措施：为了避免假阳性，应在确认以下项目后向手术医师报告。SEP 的情况下，受影响的主要是体温下降。因此，要向麻醉科医师咨询，如果发现体温没有下降而波形有变化，则迅速向手术医师报告

⑦ 噪声严重而重新采集对照波形时，在记录波形的同时留下备注。另外，如果噪声混入较多，AC 滤波器也会影响波形，因此不能使用。

⑧ 记录结束时留下最终的波形，与手术医师一起确认手术操作的监测结果（手术结束时相对于对照波形，结束时的波形是否下降）。

(2) 下肢 SSEP

[目的]

• 术中评估从下肢末梢神经到脊髓、脑干、丘脑、皮质的感觉神经通路（主要通过后索的深部知觉系统）的功能，避免术后后遗症。

[适用病例]

• 可能导致大脑前动脉供血不足的脑肿瘤切除术（因为下肢区域主要由大脑前动脉供血）。

[使用的刺激电极和记录电极]

• 刺激电极：刺激电极(**图 10-6D**)

• 记录电极：针电极(**图 10-8A**)

• 身体接地(**图 10-8D**)

[记录顺序]

① 参照上肢 SSEP 项。

② 给患者安装身体接地线（下肢 SSEP 为脚踝到臀部）。在左右胫骨后神经上贴刺激电极［中枢侧贴（−）电极，末梢侧贴（+）电极］(**图 10-9**)。左右侧贴刺激电极的理由是病变同侧可起对照作用，而且左右侧贴刺激电极经常有助于判断假阳性。

③ 安装记录电极（针电极）。将（−）电极刺入 Cz 后方 2cm 的 CPz，将（+）电极刺入 Fz(**图 10-23**)。

④ 由于不容易受到药物的影响，所以在手术开始前先确认波形，确认放置是否有问题。刺激强度在 10~30mA 左右进行。SEP 电位极低，采用加算平均法记录。关于加算次数，只要能减轻混入噪声，确认潜伏期以及振幅就足够了（500~2 000 次）。

⑤ 监测波形的评价，在 SEP 的情况下，根据潜伏期的延长（在下肢 SEP 的情况下，用表示大脑皮质感觉野的 P38 N46 波形进行评价）以及振幅的降低来判断。振幅降低在 50% 以下作为警报点(**图 10-24**)。

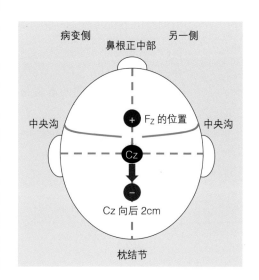

图 10-23　SSEP 导出电极位置（下肢）

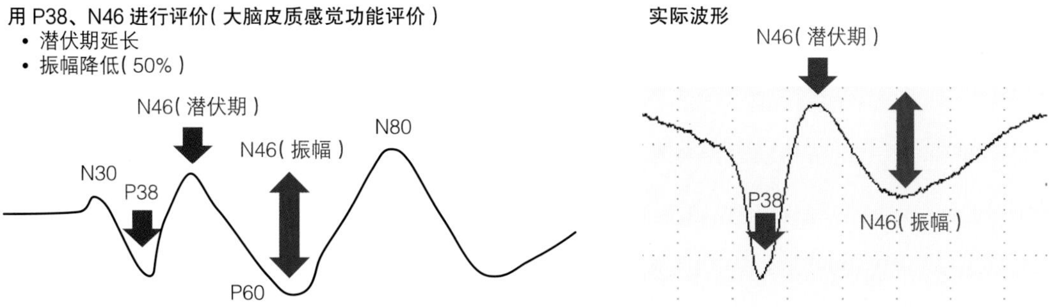
用 P38、N46 进行评价（大脑皮质感觉功能评价）
• 潜伏期延长
• 振幅降低（50%）
N46（潜伏期）
N80
N46（振幅）
N30
P38
P60
实际波形
N46（潜伏期）
P38
N46（振幅）

图 10-24　下肢 SEP 波形

关于潜伏期延长多少作为警报点是很难确定的，因为 SEP 的可重复性很高，即使只稍微延长也要向手术医生报告。

⑥~⑧ 参照上肢 SSEP。

5. 第 5 步：通过 CCEP 进行高级脑功能白质通路监测

皮质-皮质间诱发电位（cortico-cortical evoked potential，CCEP）

［目的］

• 评价高级脑功能的白质通路（连接前方语言区和后方语言区的语言网络），避免白质通路障碍（语言网络损伤）。
• 也可应用于脑功能和癫痫相关的脑内网络检索等。

［适用病例］

• 白质路径附近的肿瘤切除手术等。

［使用的刺激电极和记录电极］

• 刺激电极：栅格电极（图 10-6B）
• 记录电极：栅格电极（图 10-8C）
• 身体接地（图 10-8D）

［记录步骤］

① 术前，利用采用 MRI、脑磁图（magnetoencephalography，MEG）、纤维束成像等结果，在手术用导航系统描绘出白质纤维路。参考该图像，在唤醒状态下进行脑皮质定位，确定皮质功能区域。

② 分别使用栅格电极作为刺激电极和导出电极。将刺激用栅格电极的 16 极与全部分离的电极电缆连接（图 10-6B）。刺激用栅格电极一般放置在额叶，导出用栅格电极放置在颞叶附近。刺激电极在 1~16 极中，选择在①中确定的额叶白质纤维附近的最优 2 极（例如：2 和 3，7 和 8 等。电极的电缆全部独立，所以可以自由选择，从而寻找最优的刺激点）。作者为了防止噪声，将用作导出电极的栅格电极的 1 作为基准电极（经常使用的是耳朵），将 2~16 极中选择的 2 极作为阳极、阴极（不连接栅格电极原来的地线）。身体接地线贴在额头上。由于额头较窄，还要安装其他的监测等，为了不让地线脱落，最好把它切短到最小限度后贴附。

小贴士 导出电极以耳朵为基准时,CCEP 的振幅较高,理论上容易判别,但由于混入噪声而判别困难的情况很多。作为该噪声对策,作者将振幅较低但作为导出电极的栅格电极 1 作为基准电极,将其他 15 极作为导出电极。

③ 以 10~15mA(每相 57μC/cm^2 [①] 以下)左右刺激,确认是否能导出 CCEP。此时,尝试几种刺激用栅格电极的双极组合,使用 CCEP 波形记录最清晰的组合。

④ CCEP 波形多样,有单峰性波形和双峰性波形的报告。关于单峰性、双峰性的临床意义尚不明确。CCEP 波形是通过重复来确认的,采取将刺激关闭、波形叠加消失的方法。如果是双峰性波形,则分为早期的 10~50ms 达到峰值的 N1 和之后的 50~300ms 达到峰值的 N2 两部分,叠加 100 次左右。

⑤ 与手术医师确认导出的波形,CCEP 记录有无问题,从刺激部位和导出部位来看,与手术用导航系统和脑皮质定位推定的皮质功能区有没有矛盾(视频 10-3)。

⑥ 关于警报点没有明确的指标定义。有报告显示振幅降低 20%~40%,或者波形消失,术后出现了暂时性的语言障碍。今后仍有必要对病例进行反复研究。

结语

本章叙述了在唤醒手术中可以使用的电生理监测及其方法。当术中出现无法监测的故障时,必须迅速查明原因并采取对策。必须避免单纯的失误导致无法监测。希望各医院能将失败的经验运用到下一次,自行进行故障排除。

参考文献

❶ 児玉南海雄.「超」入門脳神経外科術中モニタリング. 大阪: メディカ出版; 2011.
❷ 川口昌彦, 中瀬裕之. 術中モニタリングバイブル. 東京: 羊土社; 2014.
❸ 正門由久, 高橋 修. 神経伝導検査ポケットマニュアル. 東京: 医歯薬出版; 2013.
❹ 栢森良二, 訳. 筋電図のための解剖ガイド. 新潟: 西村書店; 1997.
❺ 板倉 毅. 脳外科領域における運動誘発電位モニタリングの刺激法と記録法の工夫. 臨床神経生理学. 2017; 45: 18-23.
❻ 江夏 怜, 三國信啓. CCEP の刺激・記録条件のレビュー. 臨床神経生理学. 2017; 45: 87-90.
❼ Manola L, Holsheimer J, Veltink P, et al. Anodal vs cathodal stimulation of motor cortex: a modeling study. Clinical Neurophysiol. 2007; 118: 464-74.

(马超 潘智勇 译 张捷 审)

---

① 每相的表面电荷密度 = 刺激强度(mA)× 脉冲宽度(ms)/脑表电极表面积(mm^2)。

A. 运动区

病例 1

　　痉挛起病,右额叶弥漫型星形细胞瘤,IDH 突变型,复发病例。对于患者从运动区到右前额叶、基底核广泛进展的复发病变,给予了替莫唑胺化疗,但肿瘤仍然增大(**图 11-1**)。本次手术以明确诊断、通过尽可能的切除以延长生存期、保留运动功能及右额叶高级脑功能为目的,实施了术中唤醒手术。

- 40 多岁男性,右利手,术前 KPS 90 分
- 高级脑功能检查:处理速度下降,轻度的名字记忆力下降

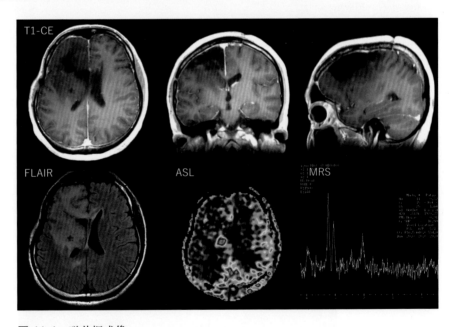

图 11-1　磁共振成像

一、思考

　　本病例显示出向Ⅲ级的恶性转化。怀疑锥体束附近有高恶性度区域,推荐尽量向后方切除。由于内侧已经切除了扣带回、辅助运动区,所以只要集中于中央前回运动

区的功能鉴定和锥体束的保留即可。另外,肿瘤虽然从基底核向额叶大范围浸润,但向右额下回的浸润是部分性的。术前的高级脑功能检查中发现保留了高级心智化能力,在纤维束成像中,由于能够确认下额枕后束(IFOF)以及钩状束(UF)的走向,因此希望在确认额下回、特别是额眶区和岛盖部的腹侧额叶功能的基础上尽可能地切除(图 11-2)。考虑到以上情况,我们认为可以最大限度地切除肿瘤,让患者回归社会。

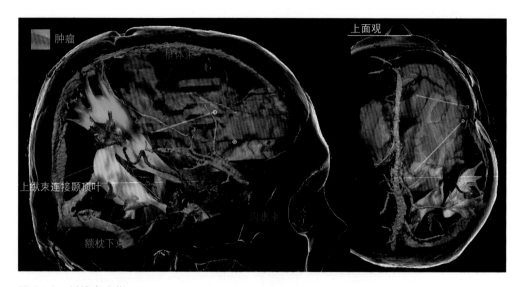

图 11-2　纤维束成像

二、要点(图 11-3~11-5)

运动功能的评价:为了确认从上下肢到手掌的运动区域,进行运动区的皮质刺激

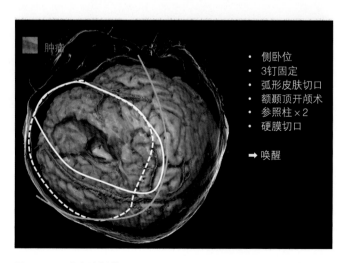

图 11-3　手术计划①

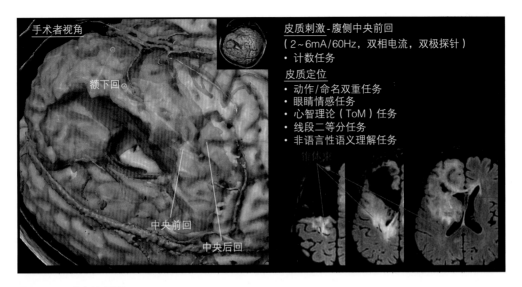

手术者视角

额下回

中央前回

中央后回

锥体束

皮质刺激-腹侧中央前回
（2～6mA/60Hz，双相电流，双极探针）
- 计数任务

皮质定位
- 动作/命名双重任务
- 眼睛情感任务
- 心智理论（ToM）任务
- 线段二等分任务
- 非语言性语义理解任务

图 11-4 手术计划②

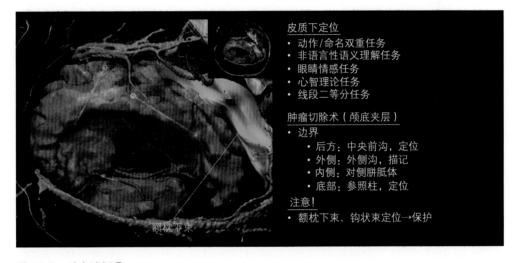

额枕下束

皮质下定位
- 动作/命名双重任务
- 非语言性语义理解任务
- 眼睛情感任务
- 心智理论任务
- 线段二等分任务

肿瘤切除术（颅底夹层）
- 边界
  - 后方：中央前沟，定位
  - 外侧：外侧沟，描记
  - 内侧：对侧胼胝体
  - 底部：参照柱，定位

注意！
- 额枕下束、钩状束定位→保护

图 11-5 手术计划③

和锥体束的皮质下刺激。全身麻醉下的皮质下刺激以使用探针电极的 MEP 为指标。

心智化能力的评价：进行初级的心智化能力（感情识别）的评价，如果功能得到确认就可以保留。

应事先留置参照柱（fence post）作为最低限度切除范围而设置的切除界限标记，以备出现唤醒困难的情况。

三、注意事项

在运动功能中，由于以保留初级运动区以及锥体束的功能为目的，所以要确认刺激症状是肌肉的不随意运动。没有肌肉收缩的运动停止不是锥体束症状,而是与运动区以及辅助运动区向尾状核和壳核运动控制相关的网络离断伴随的症状。

四、 手术录像和手术程序

① 左下侧卧位,3 钉固定,右侧头部水平位。

② 利用上次手术时弓状切口切开头皮,右额顶开颅。

③ 硬膜切开前留置 2 个作为肿瘤后方和下方边界指标的参照柱(fence post)。

④ 苏醒,拔除喉罩。发现右上肢的运动障碍,但是可以进行握手和肘屈伸运动。

⑤ 3mA/60Hz 的双相电流,用双极电刺激探针开始皮质定位。

⑥ 在中央前回后部,发现从面部到上肢的不随意运动、构音障碍。此外,在运动、语言、初级的心智化能力任务中没有发现明显的异常现象。线段二等分检查中,在对照状态下呈现右侧偏位。

⑦ 在进行运动命名任务的同时,对中央前沟前方的额叶皮质进行皮质电凝后,沿 2 根参照柱向深部进入。沿后方参照柱到达侧脑室。肿瘤柔软而富含水分,5-ALA 荧光阴性。术中病理检查诊断为复发。侧脑室壁显示若干荧光。

⑧ 接着,从前方参照柱向底部进行皮质下定位,非语言性语义理解任务(PPTT)、语言任务均未见阳性,判断为可以切除。

⑨ 进一步进行中央前回前方的皮质电凝固,通过电刺激和吸引管反复切除肿瘤向后扩大切除。深部白质中,可见面部、上肢不随意运动,上肢停止运动,判断为切除界限。

⑩ 在唤醒阶段的最后,确认手指、肘关节、下肢可以自发运动,然后转换为全身麻醉。

⑪ 从后方切除界限开始,将前方(包括岛盖部)的额叶外侧部分大范围切除后,开始进行拇短收肌的 MEP 监测。切除突出到侧脑室的肿瘤块,用单极探针(10mA)确认白质的手指运动诱发区域。

⑫ 其次,确认大脑前动脉的走行,将右额叶内侧及胼胝体大幅度切除。前额叶底部内侧区域没有肿瘤浸润,通过纤维束成像描绘出神经纤维,因此将其保留下来。

⑬ 通过软膜确认岛回,切除前方上方部分。继续将基底节上部的切除后结束切除。MEP 的波形保持不变。

⑭ 确认了止血后缝合硬膜,3 个钛片固定骨瓣,按照常规关颅,手术结束。

⑮ 最终病理检查诊断为 IDH 突变型间变性星形细胞瘤。

切除后照片及示意图:**图 11-6**

术后 MRI:**图 11-7**

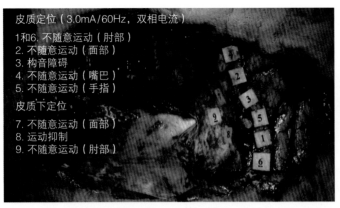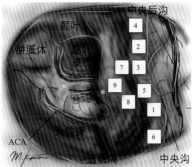

皮质定位（3.0mA/60Hz，双相电流）

1和6. 不随意运动（肘部）
2. 不随意运动（面部）
3. 构音障碍
4. 不随意运动（嘴巴）
5. 不随意运动（手指）

皮质下定位

7. 不随意运动（面部）
8. 运动抑制
9. 不随意运动（肘部）

图 11-6 切除后照片和示意图

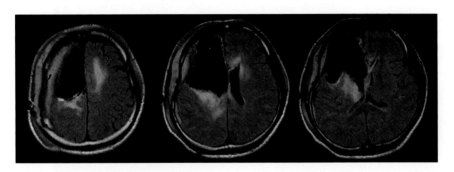

图 11-7 术后 MRI（FLAIR）

病例 2

下肢较重的左偏瘫发病的右额叶转移性脑肿瘤病例。根据乳腺癌的既往病史，前接诊医生诊断为转移性脑肿瘤，实施了立体定向放射治疗，6个月后再次增大，因此介绍到本科。MRI发现位于右额叶内侧、中央前回深部的环状强化病变，周围伴有明显的白质水肿（图 11-8）。怀疑是复发或者放射损伤，以确定诊断以及改善症状为目的，计划进行术中唤醒手术。

- 40 多岁女性，右利手，术前 KPS 70 分
- 神经检查结果：左偏瘫（上肢 MMT 4/5，下肢 MMT 2/5）
- 高级脑功能检查：无异常

一、思考（图 11-9~11-11）

运动区的脑实质内肿瘤，作为手术路径，一般是经由大脑纵裂，但是肿瘤的大部分被大脑皮质所覆盖，因此在切除中下肢的运动支配皮质有受损的危险性。而且，后方

被压迫的锥体束可以通过纤维束成像来确认。在功能 MRI 中,伴随下肢运动的 BOLD 信号在内侧皮质的大范围内被发现,期待术后运动功能恢复,希望尽量避免皮质损伤。因此,通过皮质定位看清安全区域,选择了从前方外侧开始的经皮质入路。另外,为了将右额叶高级脑功能障碍控制在最小限度,采取了并用高级脑功能测试任务的方针。虽然怀疑是放射线坏死或者转移性脑瘤复发,但只进行不损伤运动区的合理切除。如果复发的话,希望追加立体定向放射治疗。

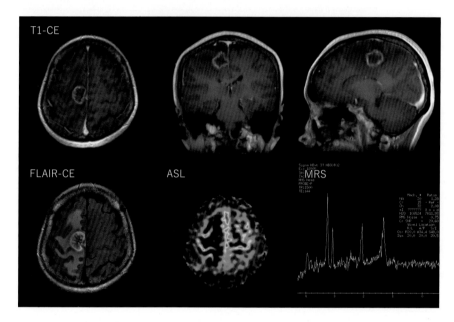

图 11-8 磁共振成像

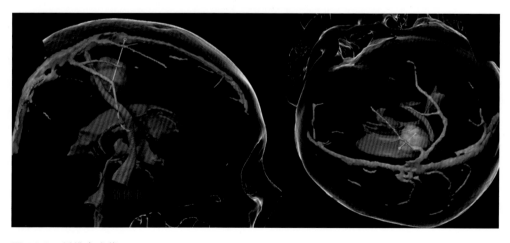

图 11-9 纤维束成像

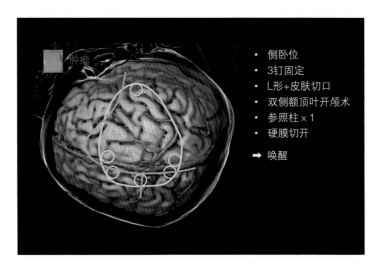

图 11-10 手术计划①

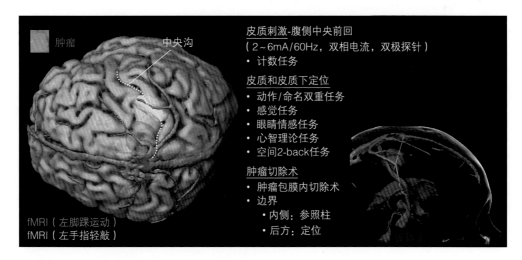

图 11-11 手术计划②

二、要点

参照柱：为了避免内侧运动区损伤，留置了从病变内侧到深部边界的标记参照柱。这有助于防止在接近病变的过程中偏离方向。

运动功能的评价：由于运动前区存在与运动调节相关的网络，所以在进行上下肢运动任务的同时决定安全的接近路线。

高级脑功能的评价：在选择牺牲正常皮质的经皮质入路时，有必要尽量将脑功能障碍控制在最小限度，作为视空间认知、高级心智化能力的术中评价任务，分别进行线段二等分检查、初级心智化能力（感情识别）和高级心智化能力的任务。

三、 注意事项

从辅助运动区向纹状体方向的额纹状体束(FST)参与运动的调整功能。一般的DTI纤维束成像很难描绘出来,需要通过术中的皮质下电刺激定位进行鉴定。由于运动区的直接电刺激容易诱发痉挛发作,因此要控制过度的刺激强度和超过4秒的连续刺激,以及同一部位的反复刺激。

四、 手术录像和手术程序

① 左下侧卧位,3钉固定,右侧头部水平位。

② 翻瓣切开头皮,越过正中的额顶开颅。

③ 在导航引导下留置1个参照柱作为肿瘤强化病变内侧到深部边界的标记。

④ 唤醒后,实施硬膜切开。脑的张力不高,脑表面未见异常。

⑤ 3.0mA/60Hz,使用双相电流、双极探针开始皮质刺激。在中央前回腹侧部出现构音障碍,从手指、肘、手指向内侧诱发肘部的肌肉收缩。另外,在额中回后方,观察到高级心智化能力任务结果阳性,在中央前回内侧前方,观察到下肢的运动停止。

⑥ 病变正上方被左上下肢的运动相关区域包围,从中央前沟前方的额中回后部进入。

⑦ 一边进行运动和命名的双重测试任务,一边凝固皮质后保留中央沟侧的软膜向深部进入。途中在中央前回隆起的部位直接进行电刺激,确认没有诱发症状。在该部位进行皮质切开后接近病变。

⑧ 病变呈黄色并伴有胶质增生。术中病理检查没有发现肿瘤细胞,诊断为放射线坏死。病变内有很多变性的血管形成的索状物。

⑨ 将病变切完后,又在超声探测下切除残余病变。内侧底部确认参照柱,作为切除的标准。后方深部发现下肢运动停止,考虑为从辅助运动区到额叶纹状体束的走行部位,判断为切除界限。转换为全身麻醉。

⑩ 确认止血后,缝合硬膜、3个钛片固定骨瓣,按照常规关颅,手术结束。在最终病理检查中确认为腺癌细胞(乳腺癌),诊断为脑转移瘤复发。

切除后照片及示意图:**图 11-12**

术后 MRI:**图 11-13**

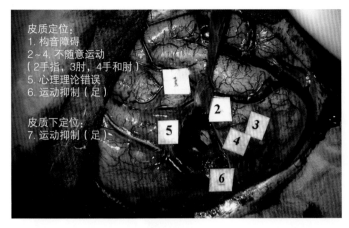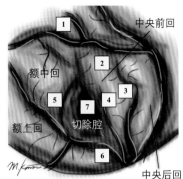

皮质定位：
1. 构音障碍
2~4. 不随意运动
（2手指，3肘，4手和肘）
5. 心理理论错误
6. 运动抑制（足）

皮质下定位：
7. 运动抑制（足）

1　中央前回
额中回
2
5　7　4　3
额上回　切除腔
6
中央后回

图 11-12　切除后照片和示意图

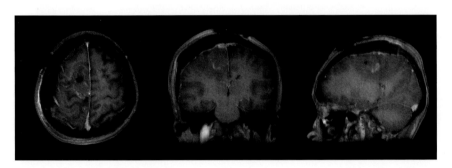

图 11-13　术后 MRI（T1 强化）

B. 辅助运动区

病例

　　右额叶少突胶质瘤的复发病例。6 年前初发时，前接诊医生进行了部分切除，实施了替莫唑胺放化疗以及 48 个疗程的维持化疗。此次除了右额叶的 FLAIR 高信号病变扩大外，在右额中回以及胼胝体发现了两处强化病变（**图 11-14**）。以明确诊断、延长生存期、以及感情、视空间认知、运动功能保留和扩大切除为目的，实施了唤醒手术。

- 60 多岁男性，右利手，术前 KPS 100 分
- 高级脑功能检查：注意功能低下、流畅性低下、工作记忆低下

一、思考

　　这是以右辅助运动区为主的复发性恶性神经胶质瘤。在放射治疗后，可以预想术

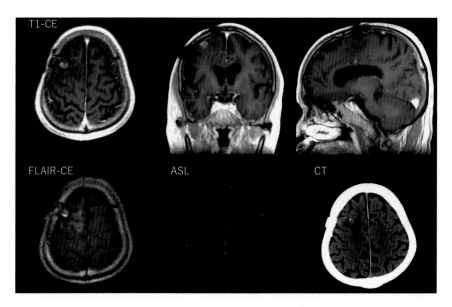

图 11-14　磁共振成像

后的辅助运动区综合征恢复需要时间。虽然在高级脑功能检查中显示了部分下降，但在日常生活中还是可以保持以前的生活状态。对本病例，在尽量保留辅助运动区功能的情况下，希望尽可能切除包括强化病变在内的 FLAIR 高信号区域。

二、要点(图 11-15~11-18)

运动功能的评价：在唤醒状态下进行运动功能的评价，保留与辅助运动区相关的

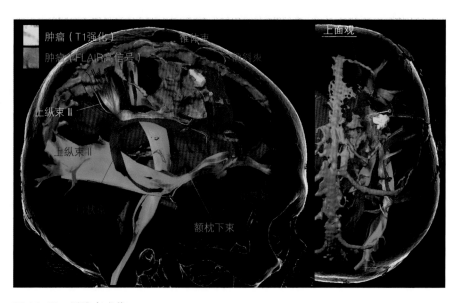

图 11-15　纤维束成像

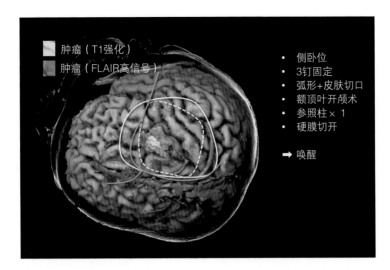

图 11-16 手术计划①

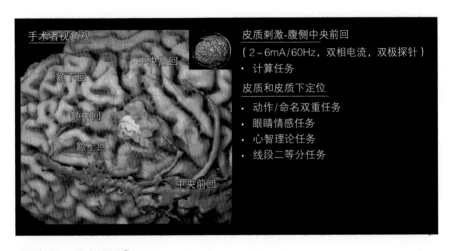

图 11-17 手术计划②

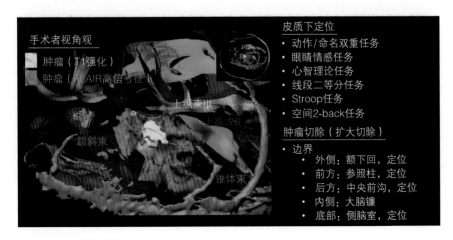

图 11-18 手术计划③

运动调节相关区域。由于辅助运动区病变的切除最终阶段会产生自主运动障碍,因此运动功能的评价变得困难。因此,对于沿着胼胝体和侧脑室向后方进展的 FLAIR 高信号深部区域,在全身麻醉的 MEP 监测下进行切除。

视空间认知功能的评价:右额中回后方存在与视空间认知相关的网络。进行线段二等分检查,如果功能得到确认就予以保留。

三、 注意事项

与辅助运动区相关的阴性运动网络,受到直接电刺激时,可以见到运动调节的一过性障碍。例如,刺激时诱发突然运动停止多见,但有规律的上肢屈伸运动的速度突然变快变乱的症状也是运动调节障碍的一种。据报道,阴性运动网络除了连接辅助运动区与纹状体的额叶纹状体束以外,还与额叶顶叶间的网络相关,但是还有很多不明之处。在辅助运动区附近的切除中产生的运动障碍随着时间的推移而恶化。手术中的恢复很难,在到达预定部位为止的切除中,希望能够迅速进行操作。

四、 手术录像和手术程序

① 左下侧卧位,3 钉固定,右侧头部水平位。

② 实施扩大前一次开颅的额顶开颅。

③ 在导航引导下插入 1 根作为病变的前外侧边界及深部强化病变标记的参照柱。

④ 唤醒拔管后切开硬膜。

⑤ 唤醒状态良好,可以完成除高级心智化能力任务以外的所有的高级脑功能任务。

⑥ 开始使用 4.0mA 60Hz,双相电流,双极电刺激探针的皮质定位。在中央前回观察到构音障碍(dysarthria)、腕关节背屈的不随意运动,并且在腹侧部观察到发声停止的现象。另外,在额下回后部的线段二等分任务中观察到阳性现象。在额中回、额上回观察到重复性诱发症状。

⑦ 额中回皮质的强化病变呈 5-ALA 荧光阳性,呈胶质样坚硬性状。术中病理检查诊断为恶性神经胶质瘤(Ⅲ级)。

⑧ 在软膜下建立额中回和额上回的边界。后方为中央前沟,外侧为额叶下沟。后方内侧部的处理方法为不进入辅助运动区而侵入肿瘤内,首先切除肿瘤外侧以确保术野。

⑨ 接着从正中侧进入大脑纵裂。从内侧进行扣带回的刺激。在 Stroop 任务中没有诱发症状,就判断可以切除。

⑩ 确认胼胝体内的强化病变后,到达侧脑室前角。

⑪ 移至切除后方肿瘤。一边进行运动任务,一边迅速反复进行利用超声吸引切除和直接电刺激,不断扩大切除。在切除腔后方,发现上肢运动停止及上肢运动加速,判断为与运动调节有关的症状,予以保留。另外,诱发眼球向左偏位,判断为额眼野,予

以保留。

⑫ 改用全身麻醉。一边进行 MEP 监测，一边追加切除。切除胼胝体、扣带回病变，开放对侧的侧脑室。

⑬ 5-ALA 荧光下确认无残余病变，结束切除。

⑭ 缝合硬膜，3 个钛片固定骨瓣，按照常规关颅，手术结束。

切除后照片及示意图：**图 11-19**

术后 MRI：**图 11-20**

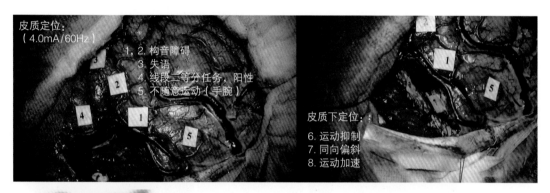

皮质定位：
（4.0mA/60Hz）

1, 2. 构音障碍
3. 失语
4. 线段二等分任务，阳性
5. 不随意运动（手腕）

皮质下定位：
6. 运动抑制
7. 同向偏斜
8. 运动加速

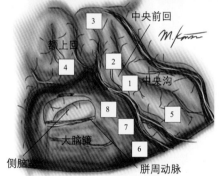

图 11-19　切除后照片和示意图

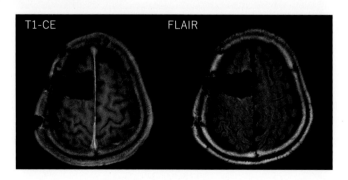

图 11-20　术后 MRI

C. 感觉区

病例

因左上肢单纯部分发作而发病的右中央后回局部肿瘤的病例。在 MRI 中除了显示环状强化的两个病变以外，还发现了向右额颞叶扩散的 FLAIR 高信号病变，在术前详细检查中高度怀疑是肿瘤性病变（**图 11-21**）。以明确诊断、延长生存期、保留运动和感觉功能为目的，实施了术中唤醒手术。

- 60 多岁男性，左利手，术前 KPS 100 分
- 高级脑功能检查：注意功能低下，流畅性下降

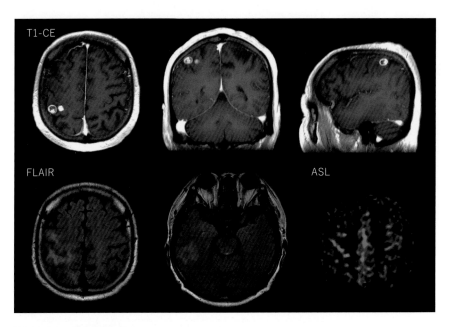

图 11-21 磁共振成像

一、思考

这是一种以支配上肢的躯体感觉区为主的胶质母细胞瘤。患者是左利手，可以预想到，对于有可能是优势半球的右额到顶叶扩散的 FLAIR 高信号病变只能部分切除。因此，FLAIR 区域的尽可能切除不具有外科治疗的意义。在本病例，如果能够确诊并且可能的话，希望能够扩大切除强化区域。

二、要点(图11-22~11-24)

刺激强度的决定:本病例中,考虑到发音相关区域在开颅范围以外,决定在身体感觉区确立刺激强度。

感觉功能的评价:如果在唤醒下对躯体感觉皮质直接施加电刺激,就会感觉到与支配区域一致的异常感觉。另外,由于深部感觉通路的损伤与运动障碍直接相关,所以也要进行位置觉的功能评价。分别在各强化病变正上方的皮质进行定位,决定进入病变的安全途径。

运动功能的评价:在两处强化病变中,深部病变的近旁有锥体束穿过。进行切除时不仅要注意随意运动,还要注意阴性运动和被深部感觉网络包围的区域。

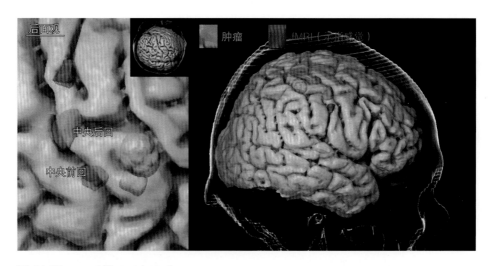

图 11-22　3D 功能 MRI(fMRI)

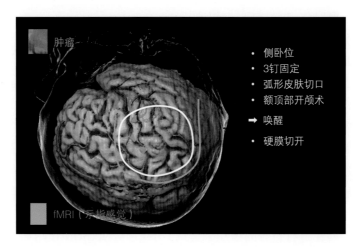

图 11-23　手术计划①

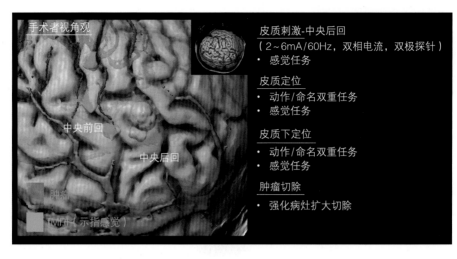

图 11-24　手术计划②

三、注意事项

　　从病变的皮质局部位置可以预测是左上肢的运动和感觉支配区域。回顾 Penfield 的脑图谱，需要注意的是，手指的躯体感觉支配区域与运动支配区域相比，前者广泛地向外侧分布，二者在中央沟两侧不对称。与运动系统任务不同的是，感觉任务很难进行他人感觉的评价，还受到患者唤醒状态的左右。通过反复进行肘关节和腕关节的屈伸运动，在评价运动功能的同时确认自觉症状。在运动任务中发生深部感觉障碍时，有规律的屈伸运动有时会变得笨拙，因此有必要留意细微的运动变化。

四、手术录像和手术程序

① 左下侧卧位，3 钉固定，右额顶开颅。

② 唤醒后，切开硬膜。

③ 肉眼下皮质未见明显异常。通过导航、超声确认肿瘤的位置。

④ 用 2mA/60Hz 双相电流、双极探针开始进行皮质定位。以 0.5mA 为单位提高刺激强度，将中央后回诱发异常感觉的 4.5mA 设置为刺激电流值。

⑤ 在中央后回前方，从外侧诱发右上肢第 2、3、5 指的异常感觉。在中央前回，从外侧开始出现手指以及手关节、肘关节的运动障碍。在中央后回进行了深部感觉（运动觉）的评价，确认肿瘤正上方的皮质没有出现阳性观察结果。

⑥ 在病变正上方的皮质进行电凝切开后到达病变。肿瘤呈黄色，略有血性。术中病理检查诊断为恶性胶质瘤（高级别胶质瘤），因此手术方案改为尽可能切除。

⑦ 用活检钳进行充分的组织采集后，用超声吸引（SONOPET）从中心部向外侧扩大切除，直到露出正常白质。

⑧ 接着用超声确认深部的小病变后,对白质进行切开后到达第 2 个病变。5-ALA 荧光为阴性~轻度阳性,用超声吸引予以切除。

⑨ 从露出正常白质的阶段开始,进一步在切除腔四周追加利用超声吸引扩大切除,直至诱发手指到前臂的感觉异常,判断该处为切除界限。

⑩ 改用全身麻醉后,硬膜缝合,用 3 个钛片固定骨瓣,按照常规关颅,手术结束。

切除后照片:图 11-25

术后 MRI:图 11-26

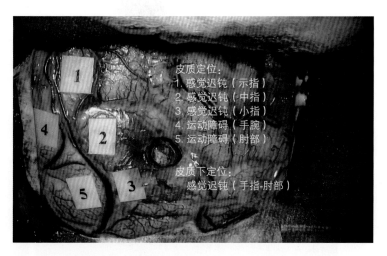

图 11-25　手术照片(切除后)

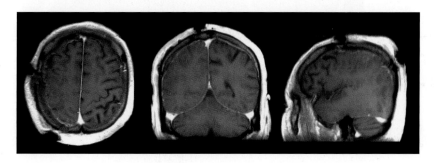

图 11-26　术后 MRI(T1 增强图像)

D. 语言区

病例 1

以痉挛发病的右额叶为主的神经胶质瘤复发的病例。前接诊医生进行了右额叶强化病变的切除,诊断为肥胖型星形细胞瘤(gemistocytic astrocytoma)IDH 突变型。虽然进行了放射治疗以及维持化疗,但观察到了通过胼胝体进展、左额叶残存病变的增大和明显的水肿(图 11-27)。在高级脑功能检查中显示了多面性的性格变化。以明确诊断、延长生存期、语言以及左额叶的高级脑功能的保留为目的,实施了唤醒下肿瘤切除术。

- 30 多女性,右利手,术前 KPS 90 分
- 高级脑功能检查:性格变化(自我控制差)

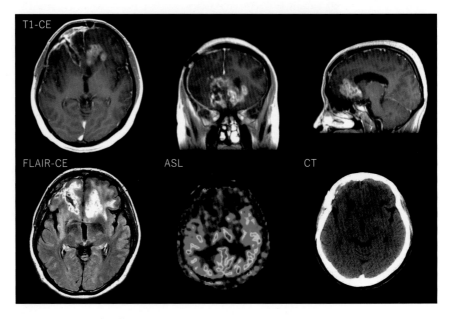

图 11-27 磁共振成像

一、思考

通过胼胝体向两侧额叶发展的神经胶质瘤,是在已经切除右额叶病变的状态下针对对侧病变的手术,与通常的左额叶手术相比难度较大。除了保留以布罗卡(Broca)语言中枢为主的语言功能外,保留优势半球扣带回的功能也会影响患者的功能预后。希望最大限度地切除包括强化病变在内的广泛的 FLAIR 高信号病变。

二、要点(图 11-28~11-31)

语言功能的评价:在左额叶的语言功能中,与中央前回腹侧部相关的发音、与额下回的 Broca 中枢相关的句法理解和表达、与位于额中回后方的 Exner 区相关的写字功

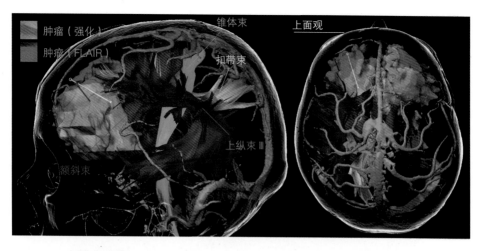

图 11-28 纤维束成像

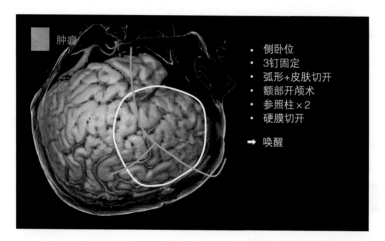

图 11-29 手术计划①

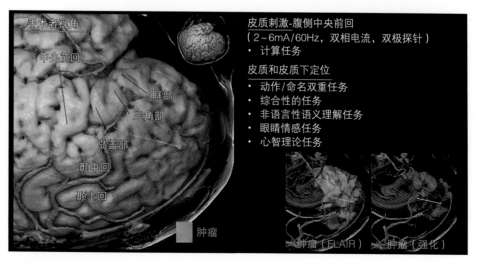

图 11-30 手术计划②

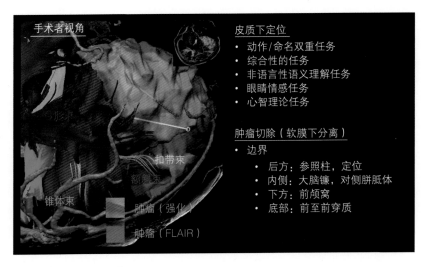

图 11-31　手术计划③

能都很重要。在深部白质中，弓状束、上纵束、下额枕束的功能保留是必要的。在本病例中，为了鉴定额下回区的切除界限，使用了关注 Broca 中枢功能的命名任务、句法任务，作为下额枕束的评价使用了非语言性语义理解任务（PPTT）。

　　高级脑功能的评价：对浸润于两侧额叶的所谓蝶形神经胶质瘤，是否切除扣带回是一个问题。近年来发现，通过在术中评价扣带回的功能，可以避免术后并发冷漠和无语症。在本病例中，双侧扣带回被切除的可能性很高，功能评价和保留的判断是极其重要的。作为评价方法，Stroop 任务是有用的。

　　运动功能的评价：病变发展到前穿质，在切除时必须避免贯通本区域的穿支动脉的损伤。肿瘤的后方位于辅助运动区前方，术中有可能发生运动功能障碍。前穿质区域最好在全身麻醉下结合 MEP 监测进行切除。

三、注意事项

　　我们认为双侧额叶手术是最应该注意的地方。本次手术如果导致语言、高级脑功能障碍会直接导致后遗症。在本病例的术前纤维束成像中，语言相关的神经纤维束左侧占优势，但与左侧相比右侧扣带束的前方部分显示更大。在术前的高级功能检查中，除了性格变化以外，没有发现异常。因此，我们认为左前部扣带回有可能没有发挥作用。通过术中的直接电刺激进行评价，判断是否切除是明智的做法。

四、手术录像和手术程序

① 右下侧卧位，3 钉固定，左侧头部水平位。

② 弓状头皮切开,切口向后·前方适当延长。左额开颅的内侧缘终止于上次的开颅缘之前。

③ 硬膜切开前在导航引导下留置 2 根作为强化病变外侧和后方标记的参照柱。

④ 唤醒,拔管后切开硬膜。

⑤ 用 3.5mA/60Hz 双相电流、双极探针开始皮质定位。中央前回腹侧部出现构音障碍,额下回三角部诱发了音素性错语。

⑥ 初级和高级的心智化能力任务中没有异常。作为预想切除范围的额上和中回是可以切除的,进行皮质电凝,依靠脑沟和参照柱作为切除边界。

⑦ 沿参照柱向深部进入。发现坚硬的异常白质,确认病变 5-ALA 荧光呈阳性。术中病理检查诊断为伴随胶质增生(gliosis)的低级别胶质瘤。

⑧ 大面积切除病变外侧后,隔着扣带沟的软膜露出扣带回。Stroop 任务中,电刺激虽然发现了错误回答,但是可以自我修正。考虑到肿瘤的浸润,反复切除和刺激的交替切除了前部扣带回,仍然保持了可以完成任务的状态。

⑨ 建立深部和底部的肿瘤切除边界。在从后方连接的神经网络全部阻断的阶段切换为全身麻醉。

⑩ 在额叶内侧、额极部、底部仔细地进行软膜下剥离。透过软膜确认大脑前动脉、嗅神经及对侧的扣带回和直回。后方底部切除至嗅束露出为止,但在切除后方深部时要考虑到前穿质的穿支动脉,并用 MEP 监测。

⑪ 胼胝体膝部显示肿瘤的性状,注意大脑前动脉的同时向对侧扩大切除。观察右侧脑室以及尾状核头部和壳核的断面,再观察前次的切除腔,结束肿瘤切除。

⑫ 确认止血后,缝合硬膜,用钛片固定骨瓣,按照常规关颅,手术结束。

切除后照片及示意图:图 11-32;

术后 MRI:图 11-33。

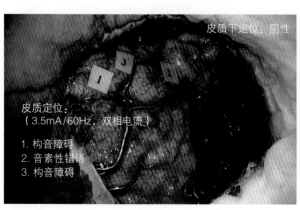
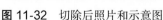
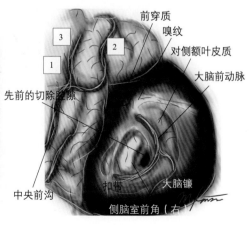

图 11-32　切除后照片和示意图

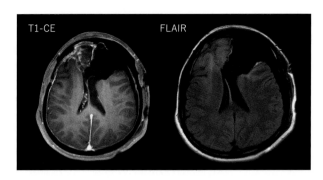

图 11-33　术后 MRI

病例 2

　　因继发性全面发作而发病的左枕叶 GBM,IDH 野生型的复发病例。4 年前进行了初次切除术,1 年前对枕叶复发进行了第 2 次切除。再次进行替莫唑胺化疗,第 10 个疗程时发现枕叶局部复发(图 11-34)。以明确诊断、扩大切除以及语言功能保留为目的,实施了第 3 次术中唤醒手术。

- 40 多岁女性,右利手,术前 KPS 90 分
- 神经学检查:右下 1/4 视野缺损
- 高级脑功能检查:无异常

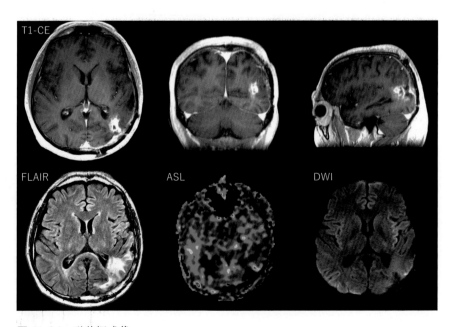

图 11-34　磁共振成像

一、思考

这是优势半球枕叶胶质母细胞瘤的复发病例。虽然没有语言功能障碍,但是从第2次术后开始发现右下 1/4 视野缺损。病变在皮质中从缘状回到角回,在白质中浸润到弓状束、下额枕束,在深部浸润到视辐射附近。在本病例中,语言功能的保留是必须的,考虑到胶质母细胞瘤的性质,最好是牺牲右侧残存视野的扩大切除。计划进行集中于颞顶叶语言相关区域的鉴定和保留的唤醒下手术。

二、要点(图 11-35~11-38)

设置刺激的强度:6mA 以下的直接电刺激不诱发神经缺失症状时,可以判断该区域是可以切除的。在上次针对枕叶病变的手术中,通过 6mA/60Hz 的双相电流以及双极探针,在皮质和皮质下都以阴性定位(negative mapping)结束了手术,因此,这次也有可能得不到阳性观察结果。为了避免假阴性引起的错误切除,各留置一个参照柱作为肿瘤前方的弓状束后方以及病变后方边界的标记。

语言功能的评价:在语言相关神经纤维束的弓状束以及上纵束中诱发音素性错语或找词困难,在下前额枕束中一边考虑诱发语义性错语,一边通过前方深部的电刺激进行神经纤维束的探索和切除界限的鉴定。在鉴定前方的弓状束、下方的下纵束和下额枕束、上方的顶叶功能区、内侧的侧脑室三角部后,进行全身麻醉下的切除。

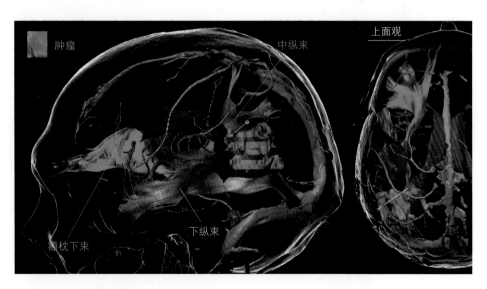

图 11-35 纤维束成像

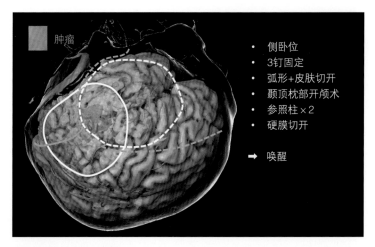

图 11-36　手术计划①

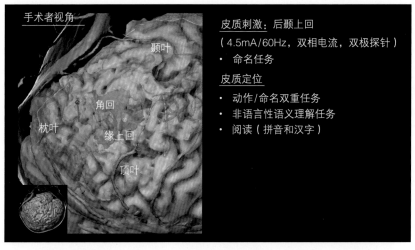

图 11-37　手术计划②

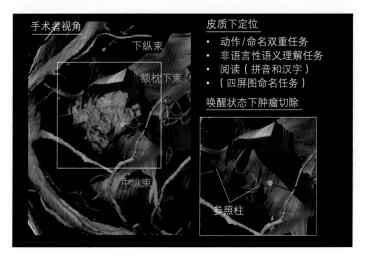

图 11-38　手术计划③

三、 注意事项

通过电刺激视辐射,患者自觉视野异常。在术中进行语言功能定位时,有必要看清临时产生的命名障碍是伴随视野异常而产生的症状,还是由于语言关联网络的离断而产生的症状。另外,在视路附近的定位时,仔细确认患者有无视野异常,并通过其他语言任务再次确认是很重要的。通过颞叶深部白质的电刺激可以观察到错语,通过鉴别健忘性失语(命名障碍)、音素性错语、语义性错语,可以识别成为各症状原因的神经纤维束,这对接下来切除边界的识别也是有用的。

颞顶叶交界部(temporo-parietal junction, TPJ)不只是缘上回和角回的皮质,在弓状束和上纵束、下额枕束交汇的语言功能网络中也被认为是极其重要的区域。本区域的损伤很有可能会留下不可逆的语言功能障碍。术前的纤维束成像在进行直接电刺激时对于大体的解剖学把握是重要的线索。

在本病例中,由于切除范围可能涉及顶叶皮质,因此,采用考虑到顶下小叶局部功能的术中测试任务比较好。

四、 手术录像和手术程序

① 右下侧卧位,3 钉固定,左侧头部水平位。

② 部分利用上次的切皮和上次的开颅进行左颞枕顶开颅。

③ 硬膜切开前,在导航引导下留置 2 个参照柱。由于推测硬膜和脑的粘连很重,所以在唤醒前进行剥离操作。

④ 唤醒拔管。在上次手术时使用的 6.0mA/60Hz 双相电流、双极探针的条件下开始皮质定位。双重任务、非语言性语义理解任务(PPTT)、朗读任务、计算任务都没有出现诱发症状。

⑤ 电凝肿瘤正上方的皮质后,沿着参照柱进入深部。在前方的参照柱尖端部到达侧脑室三角部。

⑥ 接下来为了确定弓状束附近的切除界限,反复进行切除和电刺激,向深部前方扩大切除。

⑦ 在前方深部白质中,由于在与弓状束走行一致的区域诱发了找词困难和语义性错语,所以保留了该部位。本区域位于术前计划的参照位置的更前方。这些部位在朗读任务、复述任务中也显示出阳性结果。

⑧ 在进一步建立上下后部的切除边界后切换到全身麻醉。

⑨ 深部追加切除至侧脑室三角部开放为止,以 5-ALA 荧光阳性结果为标识扩大切除。

⑩ 最终保留的弓状束附近和侧脑室壁附近残留有 5-ALA 荧光阳性,因此在除去定位阳性区域的切除腔内留置 8 张卡莫司汀(BCNU)缓释片。

⑪ 确认止血,用钛片固定骨瓣,按照常规关颅,手术结束。

切除后照片及示意图:**图 11-39**。

术后 MRI:**图 11-40**

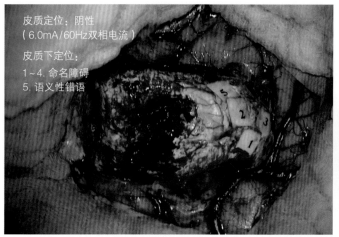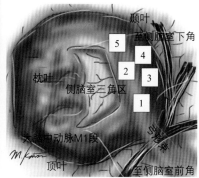

图 11-39 切除后照片和示意图

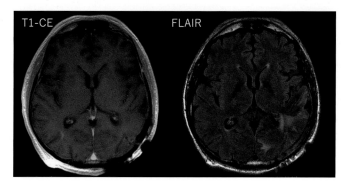

图 11-40 术后 MRI

E. 视觉区

病例

以头痛为契机发现的右枕叶肿瘤的病例(**图 11-41**)。由于有恶性血液病的既往病史,为明确诊断先进行活检术。在得到胶质母细胞瘤(IDH 野生型)的诊断后,计划进行切除手术。病变位于视辐射外侧,术前随着肿瘤增大视野缺损恶化。以维持和保留视野、通过尽可能的切除以延长生存期为目的,实施了术中唤醒手术。

- 70 多岁男性,右利手,术前 KPS 90 分
- 神经学检查:左下 1/4 视野部分缺损
- 高级脑功能检查:无异常

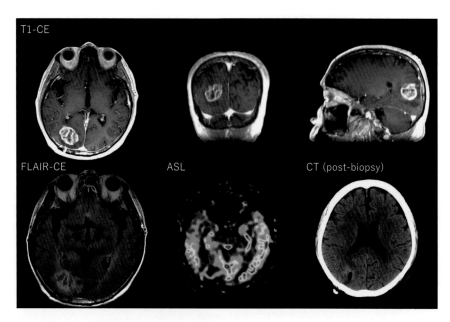

图 11-41　磁共振成像

一、思考

　　这是位于视觉区附近的胶质母细胞瘤。一般是在全身麻醉下牺牲左半侧的视野进行切除的病例。病变以枕叶楔部为主,由于只发现部分视野缺损,因此即使进行强化病变的全部切除,也很有可能保留 1/4 视野。因此,我们认为,在左强化病变的全部切除后,在保留左上 1/4 视野的同时,有望进行包括 FLAIR 异常区域在内的扩大切除。

二、要点

　　视功能的评价:由于枕叶皮质的直接电刺激,有时会呈现视野异常,但给人的印象是使用频率不高。另外,高龄病例有可能得不到良好的清醒状态。为了即使在全身麻醉下也能得到最低限度的强化病变的全部切除,在肿瘤边界留置参照柱。皮质下的视辐射定位也可以随后进行。四屏图任务对识别和保留视野是有用的。

　　视空间认知功能的评价:病变位于顶叶附近。视功能除了视觉以外,与顶下小叶所参与的视空间认知也有关系。在确定顶叶侧的切除边界之前,使用线段二等分检查

评价视空间认知。

三、注意事项(图11-42~11-45)

视野的评价需要从患者的主观诉说来判断,因此清醒状态不良时,假阴性的可能性很高。特别是在枕叶皮质中,很难诱发视觉异常,因此需要注意。Penfield等人在多个病例中报告,随着接近枕极,直接电刺激诱发的症状伴随着各种各样的颜色,根据部位的不同视觉症状也不同。

线段二等分检测是检测空间认知障碍的简便有效的检查。但是,在视野缺损的急性期,在本试验中显示阳性的情况较多。手术中的线段二等分检查的异常结果是由空间认知障碍引起的,还是视辐射的症状,还是伴随着注意障碍等其他症状? 这些需要慎重地判断。

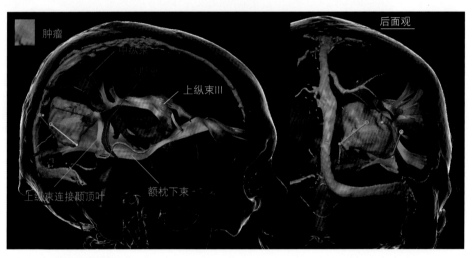

图 11-42　纤维束成像

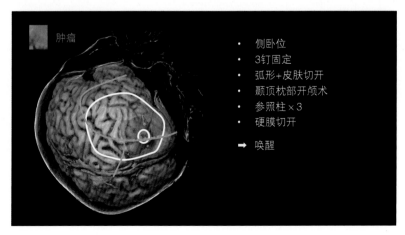

图 11-43　手术计划①

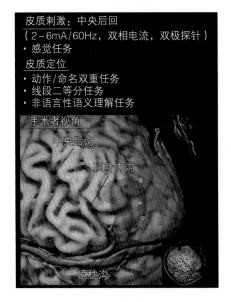

图 11-44　手术计划②

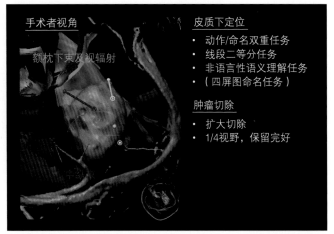

图 11-45　手术计划③

四、手术录像和手术程序

① 左下侧卧位,3 钉固定,右侧头部水平位 .

② 利用活检术的线状切口的弧形头皮切开,右枕顶颞开颅。

③ 导航引导下硬膜切开前在肿瘤强化病变周围留置 3 个参照柱。

④ 唤醒拔管后切开硬膜,唤醒良好完成任务良好。

⑤ 皮质定位(5.0mA/60Hz,双相电流,双极探针)诱发了顶上小叶的运动和发声困难。在其他区域,命名任务、线段二等分检查、视觉共济失调任务均无异常。

⑥ 以参照柱为边界进行皮质电凝、切开,到达白质内至各自的尖端。前方内侧以脑沟为边界将肿瘤呈大块切除。

⑦ 此时,在线段二等分检查中出现右偏位。在深部后方白质刺激中,左上 1/4 视野被诱发闪光,判断为通过舌状回的视辐射的走行部而予以保留。最终,四屏图任务结果良好,线段二等分任务中处于右偏位的状态,唤醒结束,转换为全身麻醉。

⑧ 在 5-ALA 荧光引导下实施病变的扩大切除。确认距状沟的走向后予以保留。

⑨ 经侧脑室三角区域到达脑室内。在深部前方的侧脑室附近残存 5-ALA 荧光区域。

⑩ 确认止血后切除结束。进行侧脑室开放部的封闭处理并转入关颅处理。缝合硬膜,用 4 个钛片固定骨瓣,按照常规关颅,手术结束。

切除后照片 : **图 11-46**

术后 MRI : **图 11-47**

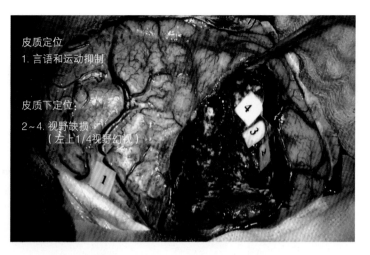

图 11-46 切除后照片

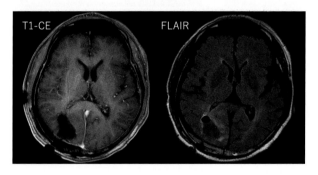

图 11-47 术后 MRI

F. 高级脑功能

病例 1

　　9年前发病的右额叶向岛叶、颞叶发展的少突胶质瘤恶性转化的双利手病例。初次术前通过瓦达试验（Wada test）确认了右优势半球。虽然实施了部分切除、化疗、放疗，但在右额上回至额中回深部发现了新强化病变（图 11-48）。功能 MRI 显示，可以期待向左半球的语言功能转移。以明确诊断、延长生存期、抑制反复痉挛发作、保留运动以及高级脑功能的保留为目的，实施了唤醒下肿瘤切除术。

- 70 多岁男性，双利手，术前 KPS 80 分
- 单纯部分发作
- 高级脑功能检查：轻度运动性失语、语言回忆功能受损、注意功能受损、工作记忆受损、失算

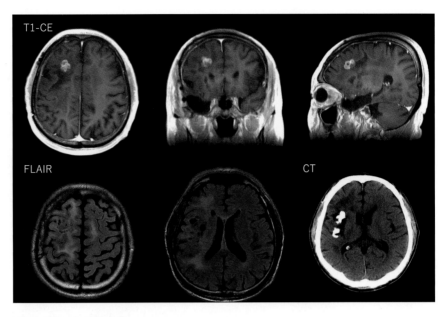

图 11-48　磁共振成像

一、思考

　　这是显示为优势半球的右额叶少突胶质瘤复发病例。除了怀疑恶性转化的强化病变之外，还发现了右侧大脑广泛的 FLAIR 高信号区域，认为切除超过 90% 的 FLAIR 病变是不可能的。除了高恶性度病变的切除之外，希望在脑功能保留下尽可能的扩大切除，但是考虑到少突胶质瘤的药物治疗效果较好和患者高龄，也许只切除高恶性病变比较好。

　　在本病例中，由于诊断为右优势半球，因此认为只需关注语言功能即可是正确的吗？从功能 MRI 的结果来看，不能否定向大脑左半球语言功能区的功能转移，对于非右利手人的脑功能网络还有很多不明之处，感情和视空间认知等本来由右侧起着重要作用的高级脑功能的评价也很重要。但是，高恶性度区域的切除是最低限度的要求。在进一步扩大切除时，高级脑功能的评价和保留对高龄病例术后的生活质量维持有很重要的作用。

二、要点(图 11-49~11-53)

　　关键词：高龄患者，右额叶，双利手，语言功能，高级脑功能

　　语言功能的评价：考虑右优势半球的可能性来进行语言功能评价，考虑到高龄病例术中唤醒不良的可能性，只使用比较容易回答的命名任务、非语言性语义理解任务（PPTT）。

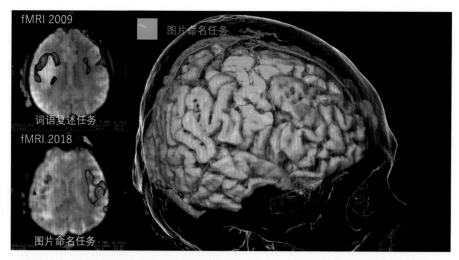

图 11-49　功能 MRI

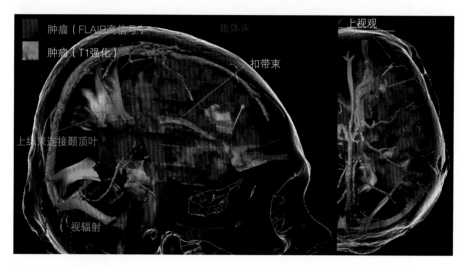

图 11-50　纤维束成像

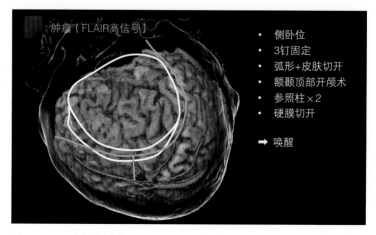

图 11-51　手术计划①

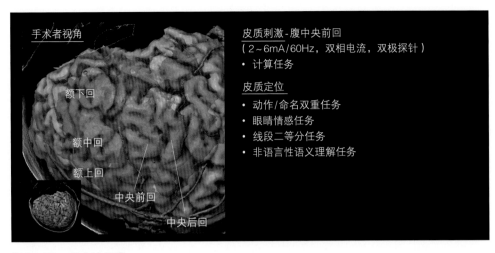

图 11-52 手术计划②

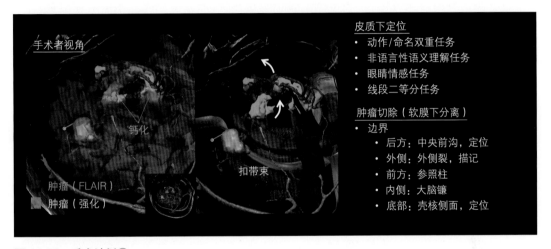

图 11-53 手术计划③

视空间认知功能的评价：线段二等分任务是简便且灵敏度高的评价法，特别是在额中回后方进行细致的检查。

感情认知功能的评价：在与右额叶相关的心智化能力中，使用初级的心智化能力任务。考虑到高龄影响术中的唤醒度，也考虑到唤醒所需时间，而不进行高级的心智化能力任务。

三、 注意事项

作为高龄病例，需要充分考虑到唤醒不充分的可能性的手术策略。为了在全身麻醉下也能进行怀疑为高恶性度强化病变的全部切除，事先准备好神经导航和参照柱的留置。在右额叶肿瘤，在高级脑功能中，感情认知、视空间认知在额叶外后方和额下回皮质中，大多能得到电刺激的阳性结果，这成为决定后方切除界限的重要因素。

四、 手术录像和手术程序

① 左下侧卧位,3 钉固定,右侧头部水平位。在上次的弓状头皮切口处进行切开。

② 在前一次的额颞开颅中,进行向内侧扩大的开颅。

③ 在导航引导下留置 2 个参照柱作为病变前方的标记。

④ 切开硬膜,唤醒拔管。

⑤ 用 4.0mA/60Hz 双相电流、双极探针开始皮质定位。

⑥ 在中央前回,诱发了构音障碍、左手的不随意运动。在额上回后部,在初级的心智化能力任务中发现了阳性。在命名任务中,虽然没有得到可重复的阳性结果,但在额下回岛盖部,有诱发音素障碍的倾向。线段二等分检查为阴性。

⑦ 进行皮质电凝,以外侧沟、中央前沟为界,扩大切除位于额叶额上沟深部的强化病变。5-ALA 荧光阳性,大范围呈胶样坚硬性状,部分呈钙化。术中病理检查诊断恶性少突胶质瘤。

⑧ 其次进行后方切除扩大。通过双重任务,在确认诱发辅助运动区症状的同时切除深部白质,使侧脑室大幅开放。基底核外侧发现空洞形成,作为壳核的标识。

⑨ 在额上回后方皮质下,在初级心智化能力任务中,保留了显示阳性的区域。在辅助运动区附近的白质区域,多次出现了无可重复性运动节律被破坏的表现。

⑩ 改用全身麻醉后,留置 MEP 电极。在前次手术的颞叶残腔内,包含钙化的岛叶病变的前方,切除了钙化病变,确认了大脑中动脉 M1 到 M2 的走向。

⑪ 切除额叶内侧部,保留扣带回的状态下切除结束。最终切除了额下回岛盖部的前方,将 5-ALA 阳性区域全部切除。

⑫ 确认止血后,缝合硬膜,用 3 个钛片固定骨瓣。按照常规关颅,手术结束。

切除后照片和示意图:**图 11-54**

术后 MRI:**图 11-55**

病例 2

约 20 年前发病的矢状窦旁脑膜瘤的复发病例,1 年前实施了切除术,被诊断为异型性脑膜瘤。由于在之后发现了局部复发,所以实施了伽马刀手术。由于发现了伴随脑水肿的肿瘤增大,所以实施了第 3 次切除术(图 11-56)。这次是在末次手术后的 3 个月,发现了切除腔周围迅速增大的复发病变。患者诊断明确,以预防症状出现以及扩大切除为目的,计划实施开颅切除术。为了判断是否可以进行左扣带回切除,选择了术中唤醒手术。

- 60 多岁女性,右利手,术前 KPS 70 分
- 单纯部分发作
- 高级脑功能检查:语言回忆能力下降

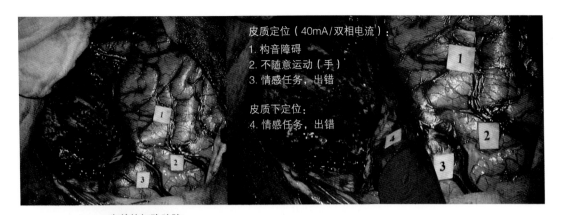

图 11-54 切除后照片和示意图

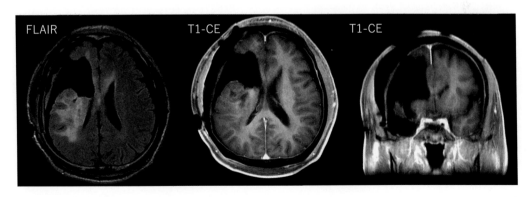

图 11-55 术后 MRI

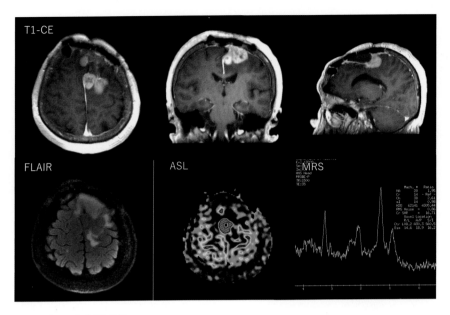

图 11-56　磁共振成像

一、思考

诊断是反复复发的额叶矢状窦旁的恶性脑膜瘤。从肿瘤的增大速度来看,怀疑其恶性脑膜瘤的性质。虽然是局部复发,但与硬膜没有连续性,考虑是浸润脑内的残余病变引起的复发。因既往的切除没能阻止复发,这次希望进行包括周围正常脑在内的扩大切除。但是,由于是优势半球病变,位于肿瘤深部的扣带回功能的有无对术后高级脑功能的保留有很大的影响。既然如此,我们认为在手术中直接进行电刺激,判断能否切除之后的扩大切除是最理想的。

二、要点(图11-57~11-60)

关键词:左额叶、扣带回、运动功能、高级脑功能

语言功能的评价:本病例相关的语言功能区域是辅助运动区。虽然到目前为止的手术中大部分予以切除,但伴随术后启动缓慢产生语言障碍的可能性很高。术中根据双重任务,结合工作记忆进行评价。

高级脑功能的评价:作为评价对象的扣带回中,有连接额顶叶的扣带束走行。优势半球扣带束的切断对伴随术后停止功能和抑制功能障碍的社会生活能力的下降有很大影响。Stroop 任务作为扣带束的评价任务是有用的,如果电刺激时任务完成困难,则控制切除。另外,为本区域还准备了近期记忆任务。

运动功能:从病变的位置来看,作为辅助运动区症状的运动开始障碍是必然发生

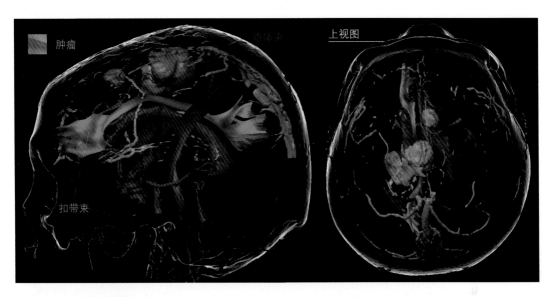

图 11-57　纤维束成像

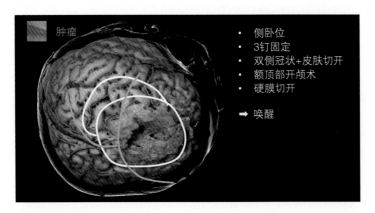

图 11-58　手术计划①

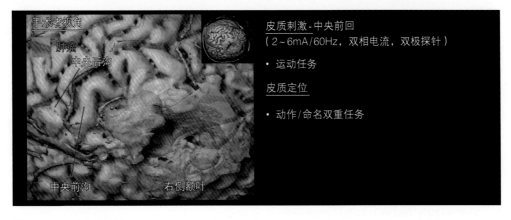

图 11-59　手术计划②

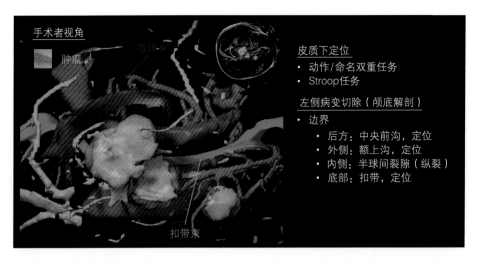

图 11-60　手术计划③

的,但会是一过性神经症状。对本病例,为了将肿瘤细胞的残存控制在最小限度,只将运动功能中的锥体束作为评价对象,在唤醒下进行双重任务评价,在全身麻醉下进行 MEP 评价。

三、注意事项

　　由于开颅范围不到中央前回腹侧部,因此在决定刺激强度时,以初级运动区的不随意运动的诱发为参考。在本病例,只能在清醒状态下评价的功能是扣带回的执行功能和语言功能。如果判断了扣带束的切除与否,那么之后的锥体束鉴定和后方外侧切除范围的决定可以用 MEP 作为指标。

四、手术录像和手术程序

① 右下侧卧位,3 钉固定,左侧头部水平位。
② 在前一次的两侧冠状头皮切口上增加后方线状切开。从前一次的两侧前额开颅向后外侧扩大。
③ 去除人工硬膜确认肿瘤和前一次的切除腔。
④ 首先切除左前额叶病变。识别大脑纵裂并进入深部。确认包裹穿行肿瘤内的左侧大脑前动脉的分支。为不损伤包裹动脉进行病变的部分切除,在能够进行深部的扣带回刺激后唤醒。
⑤ 3.5mA/60Hz,双相电流,双极探针开始皮质定位。在中央前回确认面部、手关节、肘关节的不随意运动。其他皮质定位无异常。
⑥ 为了对扣带回的鉴定和功能进行确认,进行了 Stroop 任务和近期记忆任务。由于在

Stroop 任务中发现了具有可重复性的阳性结果,因此判断左扣带回切除困难。采取保留得到阳性结果区域的扩大切除方针。

⑦ 改用全身麻醉后,开始上肢的 MEP 监测。在左额叶病变的后方、中央前沟的前方进行软膜下剥离,确认肿瘤和后方正常脑的边界。肿瘤部分切除后,开始下肢的 MEP 监测。

⑧ 用临时血管夹阻断被肿瘤包裹的穿行动脉近端。进行 ICG(吲哚菁绿)血管造影后,确认从后方逆行性灌注的血流。虽然在末梢部位进行了阻断,但通过下肢 MEP 波形没有变化,可进一步判断本动脉可以切断。

⑨ 用临时血管夹阻断血流后,将肿瘤一并切除,保留行走在大脑镰的下矢状窦。

⑩ 追加肿瘤周围白质的扩大切除后切除结束。左侧脑室只开放了一部分,对其实施闭锁处理。确认止血后,用人工硬膜修补硬膜缺损部,用钛片固定骨瓣,按照常规关颅,手术结束。手术中,自始至终上下肢都保持 MEP 波形。

切除后照片及示意图:**图 11-61**

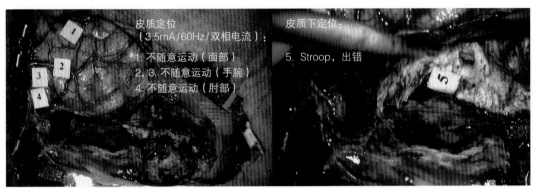

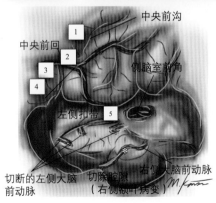

图 11-61 切除后照片和示意图

术后 MRI:图 11-62

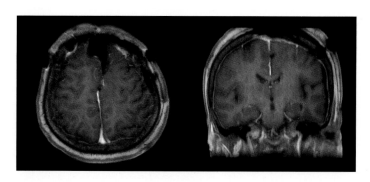

图 11-62　术后 MRI(T1 增强图像)

（刘晓亮　李晨 译　李志强 审）

12 困难与对策

A. 麻醉科视角

▶ **概述** ▶

在安全地进行唤醒手术时,从麻醉科的观点出发,对术中可能发生的并发症及其对策进行论述。在麻醉管理中,侧卧位的麻醉,并且在术中头颈部被固定的状态下必须进行唤醒、拔管、再插管,这是一种特殊的全身麻醉管理,因此有必要充分注意气道管理、循环管理。在本章将聚焦气道管理,对通气困难、再插管时的应对,包括其经过细节进行论述。

一、并发症的类型和处理方法

术中测试任务中主要的并发症有疼痛、恶心呕吐、痉挛等。这些并发症需要进行预防性的和及时适当的处理。在任何预防、治疗都无法控制的情况下,应终止唤醒下的手术,转为全身麻醉管理下的手术。

1. 疼痛

局部麻醉部位(切皮部位、3钉固定部位)的疼痛,可予以皮下注射局部麻醉药(罗哌卡因、利多卡因)。尿道球囊不适、疼痛部位不明的头痛、身体疼痛时,静脉注射对乙酰氨基酚 15mg/kg。对于非甾体抗炎药,如果没有禁忌事项的话(如:未使用氨基乙酰丙酸等)就可以使用。在镇痛药的选择上要注意,选择能够维持术中任务所需要的意识水平的药物是很重要的。因为麻醉药物可能会发生意识水平的变化和下降、呼吸状态的下降、恶心、呕吐,所以原则上不使用麻醉药物,但是对于无法控制的疼痛,应在与手术医师商量之后再给药。有些医院在术中测试任务时也使用右美托咪定[1],在疼痛控制不良的情况下,作为疼痛管理的选择之一,可以考虑是否使用。

2. 恶心、呕吐

静脉注射甲氧氯普胺 10mg 作为第一选择。但在没有改善的情况下,有时也会追加丙氯哌嗪 5mg,因为它有可能会对意识水平产生影响,应在与手术医师商量的基础上使用。右美托咪定也作为候补选择项,但是有可能改变患者的意识,所以是否给药要与手术医师商量后再决定。

3. 痉挛[2,3]

如果是由手术区的电刺激引起,就中止手术操作,用冷水冷却刺激部位。在不能控制的情况下,第一选择原本是苯二氮䓬类药物,但由于担心术中任务时的意识水平无法保持,所以首先静脉注射抗惊厥药(磷苯妥英钠,静脉注射,15~18mg/kg)。如果难以控制惊厥,静脉注射需要剂量的异丙酚[4]或咪达唑仑。

二、通气困难

初次麻醉导入后:面罩通气困难的情况较少,但是,对于舌根后坠不能解除时的通气困难,插入口腔气道进行应对。LMA不能很好地匹配时,确认头颈部的角度(向左右扭转,前后屈)是否处于正中位,如果需要则进行调整。如果是声门闭锁、气管痉挛,则静脉内给予肌肉松弛药。

再次麻醉导入后:如果是面罩通气困难,则通过声门上的器械确保气道。如果通气困难没有解除,则利用纤维支气管镜进行气管插管。

如果无论如何通气困难都没有解除,则恢复仰卧位,按照日本麻醉科学会的气道管理法则进行气道管理。

三、再次插管时确立气道通畅的过程

再次插管目前是通过声门上气道装置i-gel和纤维支气管镜的插管来确保进行气道管理的。

关于唤醒手术的麻醉,在本手术开始的初期是通过LMA Classic™或Prosilf™[5]的安置进行气道管理。之后,由于胃内空气的膨胀,为了消除唤醒时胃部的不适,将胃管放入LMA Prosilf™成为第一选择。在测试任务结束后的再次麻醉导入时,由于不能从通常的头上部进行喉扩张,所以使用从尾侧也可以进行插管的视频喉镜AWS®(AWS-S100L,日本光电工业)[6](图12-1)进行气管插管。在侧卧位且从尾侧向头颈部接近的情况下,由于口腔内的水肿,喉扩张也不顺利,所以气管插管困难的情况很多。经过反复的插管操作,口腔内的水肿会变得更严重,麻醉医师会在插管时担忧是否会陷入通气困难的困境,如果AWS®不行的话,最终还是用纤维支气

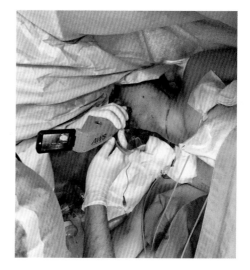

图12-1 用气道镜(AWS®)再次进行麻醉导入时侧卧位插管

管镜进行插管。由于 AWS® 的液晶画面可以旋转 180 度,所以也可以对应从尾侧进行的插管操作,但是由于画面不反转,会出现上下相反的画面,所以插管操作与肉眼所见相反,这也是插管困难的原因。另外,如果在本体上安装叶片的话,由于增加了整体的长度(如**图 12-2A** 所示),在放入口腔内时,本体会因为胸部干扰而难以放入,这时也可以先放入叶片后再安装上本体。之后,视频喉镜中有了 McGRATH™MAC(Covidien Japan),其紧凑的机身使插入不再费时(**图 12-2B**)。由于液晶画面不太能移动,所以是从脸的一侧进行插入,但是,如果能腾出一点空间的话,从额头侧也有可能进行插入。但即使这样,侧卧位时由于头部正中固定和口腔内的水肿,扩张喉头也是很困难的。为了避免面罩通气困难的风险,我们认为,再次麻醉导入时首先用声门上气道装置确保气道,然后再进行插管会更安全。如果再次使用最初麻醉导入时使用的声门上气道装置进行插管,则效率更高,所以采用了可以从喉罩插管的 air-Q™(Mercury Medical)(**图 12-2C**)。再次麻醉导入时采用了 air-Q™、纤维支气管镜插管。由于 air-Q™ 不能放入胃管,所以现在采用了可以放入胃管的 i-gel®(日本医疗 Next)(**图 12-2D**)。另外,在进行气管插管时,由于 air-Q™ 的形状是弯曲的,如果通过纤维支气管镜的话,就会从出口朝上(腹侧)穿出去,所以插入气管时需要向下插入,插入也因为插管弯曲而稍微困难,由于 i-gel 的形状更加笔直,纤维支气管镜通过气管直接进入,所以插管容易。

插管导管最初采用的是滑动接头可以脱落的管道,插管后拔除了声门上装置。由

Ⓐ 气道镜(AWS®—S100L,日本光电工业株式会社)　Ⓑ McGrath(McGRATH™MAC,Covidien 日本株式会社)

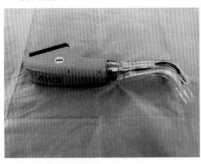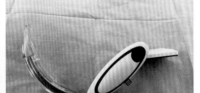

Ⓒ air-Q™(Mercury Medical)　Ⓓ InterSurgical i-gel®(日本 Medical Next)

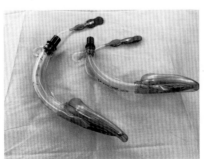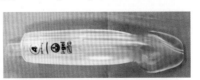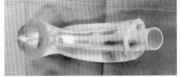

图 12-2　使用的器具

于气管插管有脱落的可能性,所以后来变成了将声门上气道装置保持留置状态,唤醒时同时拔去。关于插管,在使用声门上气道装置之前,我们使用的是 Mallinckrodt 公司制造的螺旋气管插管(Mallinckrodt 气管插管,Covidien Japan)。在使用声门上气道装置之后,更换为接头可脱落的普通气管插管。在留置声门上气道装置之后,由于插管尖端较细,并且设计为正中位,因此即使在通过声门等狭窄的空间时也不会刮伤,能够以保持不变的角度进行插管,所以现在都使用 Parker 气管插管(Japan Medicalnest)。

鉴于以上经历,现在作者所在的医院通过 i-gel 和纤维支气管镜的插管(Parker 气管导管)进行气道管理。之后并不是一律采用这种方法,如果再导入后到手术结束的时间短,也可以选择不进行气管插管,只使用声门上气道装置进行管理,因此,要根据情况决定气道管理的方法。

四、再次插管困难的情况

进入声门的方法与通常不同,而且由于口腔内的水肿,很有可能难以确保视野。如果用声门上气道装置能够确保气道,则不必拘泥于气管内插管。如果用声门上气道装置不能确保气道,就尝试用纤维支气管插管、视频喉镜(McGRATH™MAC,气道镜AWS®-S100L)(图 12-2)进行插管。

结语

虽然患者在充分理解手术获益的情况下进行手术,但是由于疼痛、恶心/呕吐、痉挛、头部的固定、不能自由活动的体位、反复进行多次测试等各种各样的压力,有时无法完成术中的测试任务。而且,通过给药来缓解压力也是有限度的。最后,麻醉科医师、手术医生、测试任务执行者、护士等的语言交流带来的贴心呵护也会奏效,和患者一起坚持到最后不放弃的态度是使唤醒手术成功的秘诀。

📖 参考文献

❶ Bekker AY, Kaufman B, Samir H, et al. The use of dexmedetomidine infusion for awake craniotomy. Anesth Analg. 2001; 92: 1251-3.

❷ Skucas AP, Artru AA. Anesthetic complications of awake craniotomies for epilepsy surgery. Anesth Analg. 2006; 102: 882-7.

❸ Conte V, Baratta P, Tomaselli P, et al. Awake neurosurgery: an update. Minerva Anestesiol. 2008; 74: 289-92.

❹ Herrick IA, Craen RA, Gelb AW, et al. Propofol sedation during awake craniotomy for seizures: patient-controlled administration versus neurolept analgesia. Anesth Analg. 1997; 84: 1285-91.

❺ Tongier WK, Joshi GP, Landers DF, et al. Use of the laryngeal mask airway during awake craniotomy for tumor resection. J Clin Anesth. 2000; 12: 592-4.

❻ 鈴木昭広, 寺尾 基, 相沢 圭, 他. 対面坐位におけるエアウェイスコープ, エアトラックの使用経験—気管支ファイバー 挿管の代用としての可能性—. 臨床麻酔. 2008; 32: 1327-30.

B. 神经外科视角

▶ 概述 ◀

理解术中可能发生的并发症(**表 12-1**),通过预防措施防患于未然是最好的。即使在唤醒中出现并发症,通过快速的应对措施,消除患者的焦虑,可以继续进行唤醒手术。对于术中可能发生的寒战、恶心、疼痛、痉挛、精神焦虑、颅内压升高、出现新的神经症状、意愿降低,要沉着应对。另外,也会发生血压上升引起的肿瘤内出血等意外事件,医疗者自身不要陷入恐慌,要沉着冷静地应对。

表 12-1　并发症的预防和对策

并发症	预防	对策
寒战	避免全身麻醉时的低体温	吸氧、升温、静脉注射哌替啶
恶心	地塞米松静脉注射	甲氧氯普胺静脉注射
疼痛	充分的局部麻醉	增加局部麻醉,静脉注射对乙酰氨基酚以尽量减少对血管和硬脑膜的刺激,非甾体抗炎药栓剂,连续给予右美托咪定
抽搐	术前口服抗惊厥药 避免对运动区域进行过度的电刺激	冷水 磷苯妥英或左乙拉西坦滴注
精神焦虑	病例选择 建立信任关系	放松 持续给予右美托咪定或丙泊酚
颅内压升高	充分通气 血压管理 控制输液量	过度通气 降低血压
出现新的神经系统症状	术前说明	通过术中解释使其冷静下来
意愿降低	说明手术的有用性 说明患者本人意愿的重要性	鼓励
血压上升引起肿瘤内出血	避免血压升高	转为全身麻醉来处理

一、寒战

唤醒后早期有时会出现发冷,并伴有不自主的震颤(寒战)(**视频 12-1**)。这是全身麻醉后经常见到的症状。出现颤抖后,除了氧消耗量的增加外,还会因交感神经的紧张而使颅内压升高。另外,还会发生肌肉收缩、伤口疼痛增加等不良状况。这可以通过在全身麻醉中适当保温来预防。如果出现颤抖就给氧,用毛毯和加温装置进行加温并动态观察。如果颤抖不能缓解并波及全身,就用哌替啶 0.5mg/kg 静脉注射或者硫酸镁 30mg/kg 缓慢静脉注射。

二、恶心

恶心是唤醒时频繁出现的症状,虽然刚唤醒时很少出现恶心,电刺激、切除操作有时会诱发恶心。另外,也有由于切除过程中脑室开放时产生的颅内压的急剧变化而产生的。而且,对躯体感觉区进行电刺激时,有时会出现躯干和内脏感觉的症状。作为预防措施,作者所在医院在唤醒前给予具有止吐作用的地塞米松。恶心强烈时,静注甲氧氯普胺 10mg。恶心常常受到焦虑和疲劳感等精神状态的影响,以镇静为目的的持续使用低剂量的异丙酚也是有效的。除恶心外,出现呕吐时要防止呕吐物引起的窒息,所以要告知患者不要吞咽,要将呕吐物吐出口外。此时,为了能够马上处置好呕吐物,要经常备好污物桶(**视频 12-2**)。

三、疼痛

通过手术前细致的局部麻醉预防术中疼痛。为了预防硬膜的疼痛,对行走在硬膜中动脉周围的三叉神经,可在动脉近端两侧的外膜内膜间局部注射利多卡因。患者诉说疼痛时,询问具体哪里痛然后进行应对。对于头皮切口部位和颞肌的疼痛,在疼痛部位进行局部麻醉。追加给药时需要注意局部麻醉药物的极量。硬膜内操作时有时会出现强烈的疼痛。在接触主干动脉周围时,以及牵引脑对硬膜产生刺激时,大多会出现强烈的疼痛。应及时查明导致疼痛的手术操作,尽量避免该操作。疼痛控制困难时,可以静脉给予对乙酰氨基酚或使用非甾体抗炎药栓剂(**视频 12-3**)。右美托咪定的持续给药也是有效的,但是由于镇静加深,唤醒的维持变得困难。

四、痉挛

据报告,在唤醒术中的痉挛发作中,严重发作在 5% 以内,轻微发作在 10% 左右[1,2,3]。作为预防措施,即使没有痉挛的既往史,作者所在医院也从术前开始给予抗痉挛药,术中也控制在有效血药浓度范围内。术中特别要控制运动领域的过度电刺激。同一部位的连续刺激和 4 秒以上的刺激诱发痉挛发作的风险很高[4]。发现痉挛发作时,迅速向脑部浇注冷林格液或者冷人工脑脊液,直到痉挛消退为止(**视频 12-4**)。发生痉挛时,为了能够迅速应对,要随时准备冷水。不要放过轻微发作,通过迅速应对可以阻止其转为严重发作(**视频 12-5**)。当然,在肌肉痉挛完全停止之前,不要进行下一次的电刺激。如果痉挛的动作大,在头部三钉固定时,头部的活动可能会导致撕裂伤。另外,由于身体动作大也有可能使身体从手术台上掉下来,所以全体医疗人员须共同应对痉挛。痉挛频繁的情况下,也有给予磷苯妥英和左乙拉西坦针剂的情况。即使这样也出现发作时,要重新考虑刺激强度和转向全身麻醉,转向全身麻醉的决定不能犹豫不决。

五、精神焦虑

最大的预防在于病例的选择上。对于患有神经症、惊恐障碍等精神科疾病的患者,要慎重判断是否适合。最好是从门诊开始,让患者与测试任务执行者见面,花时间建立信任关系。住院后也要与测试任务执行者密切沟通,谋求精神状态的稳定化。从测试任务执行者处得到的关于患者精神状态的信息,是可否进行唤醒手术的重要判断材料。手术前一天在手术室进行的模拟实验,是对手术体位的状态下进行术中测试任务的练习。我们认为这对于患者获得安心感是有用的,一定要进行。唤醒中在患者诉说焦虑不安等不稳定的情况下,任务执行者首先通过对话使其平静(视频 12-6)。来自术者的安抚也是有用的。患者不稳定状态较强时,使用右美托咪定和异丙酚是有效的。但是,有时不能获得充分的唤醒和呼吸状态,因此要注意给药量。如果患者陷入恐慌,没有改善的希望,就转向全身麻醉。

六、颅内压增高

如果唤醒时通气不充分,血中二氧化碳浓度升高,颅内压就会上升,就有出现脑膨出的可能(视频 12-7)。作为预防措施,唤醒时通气要充分,拔管前血中二氧化碳分压要低一些。另外,注意输液量不要太多。如果有脑膨胀的情况,则要患者加快呼吸,降低血压。

七、出现新的神经症状

如果在唤醒中开始出现运动障碍和语言障碍,患者当然会感到焦虑不安。因此,要向患者口头说明所出现的症状在设想范围内,尽量避免重复进行不能完成的任务。另外,如果由于辅助运动区的切除而出现瘫痪等[5],在手术中出现新症状的可能性较高时,要在手术前事先说明可能出现的症状。如果出现了术者没有设想到的神经症状,则要再次确认解剖学方向,寻找原因,看是否有血管闭塞、是否引起了脑内出血等。

八、意愿下降

在唤醒状态中,患者由于疲劳而陷入意愿下降,有时会引起清醒程度的下降。意愿下降和清醒程度降低导致的表现能力下降,会妨碍正确的功能评价[6]。即使引起了意愿下降,为了进行功能评价想要设法维持清醒状态时,可以通过测试任务执行者和术者的鼓励来维持意愿。如果说明"还有几分钟"等时间上的预期,就容易维持意愿(视频 12-8)。另外,额叶病变在术前就已经出现意愿下降的情况,也会对术中的表现能力产生影响。因此,有必要在术前确认意愿下降病例的程度。

九、 血压升高导致肿瘤内出血

曾有这样的经验:唤醒时,由于血压上升引起肿瘤内出血,出现脑急剧膨胀(视频 12-9)。作为预防,要避免唤醒后的血压上升。另外,出现该情况时,应迅速转移到全身麻醉来进行处理。

结语

除了上述所列举的并发症以外,也有可能发生未设想到的并发症,所以要时刻注意安全第一。如果在通常的应对中没有改善的话,不要拘泥于唤醒下手术,准确地判断终止唤醒,迅速地转换为全身麻醉。另外,对于胶质瘤病例,在临床过程中有时需要多次进行唤醒下手术。如果在第 1 次手术时,由于对并发症的应对不足导致患者印象不好,那么在第 2 次手术时,就有可能得不到患者同意。由于患者会残留唤醒状态时的记忆,所以要注意不要给患者留下不好的印象。

小贴士

患者在唤醒中诉说某种症状时,要仔细倾听,排除其中原因,然后使用药物。如果患者的症状没有得到改善就继续进行手术的话,其焦虑就会增加,因此术者不要着急,必须保持耐心等待患者的症状得到改善。

参考文献

❶ Conte V, Baratta P, Tomaselli P, et al. Awake neurosurgery: an update. Minerva Anestesiol. 2008; 74: 289–92.
❷ Dziedzic T, Bernstein M. Awake craniotomy for brain tumor: indications, technique and benefits. Expert Rev Neurother. 2014; 14: 1405–15.
❸ Hervey–Jumper SL, Li J, Lau D, et al. Awake craniotomy to maximize glioma resection: methods and technical nuances over a 27–year period. J Neurosurg. 2015; 123: 325–39.
❹ Kayama T. The guidelines for awake craniotomy guidelines committee of the Japan awake surgery conference. Neurologia medico–chirurgica. 2012; 52: 119–41.
❺ Nakajima R, Nakada M, Miyashita K, et al. Intraoperative motor symptoms during brain tumor resection in the supplementary motor area（SMA）without positive mapping during awake surgery. Neurologia Med Chir（Tokyo）. 2015; 55: 442–50.
❻ Itoi C, Hiromitsu K, Saito S, et al. Predicting sleepiness during an awake craniotomy. Clin Neurol Neurosurg. 2015; 139: 307–10.

C. 测试任务实施者视角

▶ 概述 ◀

在唤醒手术时,由于术中的功能评价是决定切除界限的关键,功能评价中阳性/阴性的判断是极其重要的。但是,各种功能检查与通常实施的功能检查是在完全不同的环境和显示方法下实施的,而且,通常的功能检查阳性/阴性的判断标准不同,因此判断困难的情况也不少。从测试任务执行者的角度来看,难点是"漏检""假阳性(不必要的阳性判断)"及"假阴性(尽管没有发现阳性结果,但实际上是阳性的情况)"。另外,作者所在的医院中目前从未出现假阴性。因此,在本章中,以漏检和假阳性为中心,对测试任务判断中的难点和对策进行论述。

一、 测试任务结果难以判断的情况

在术中评价时,每个人首先面临的困难是唤醒不良,疲劳、困倦导致的表现下降或错误,需要判断是否真的没能完成任务。所以,测试任务执行者必须时刻要注意排除目标功能评价以外的影响。与麻醉科医师一同确认唤醒水平,以及是否有导致唤醒水平降低的生命体征变化。唤醒时间长了就不可避免会疲劳,为了避免在最需要评价的时候因疲劳而难以评价,要仔细观察患者的状态,根据患者的体力和积极性(意愿程度),适当地在向手术医师确认的基础上,暂时停止持续监测的任务。另外,要尽可能熟练地实施任务,不要浪费时间。连续进行单调的任务时当然会发生困倦,所以在连续进行同一任务时,中途偶尔转换一下心情(例如,用湿纱布润湿嘴,对下肢和腰部等患者不能自己活动的部位进行按摩,说一点其他话题等)。时间一长,如果预测到这些问题会产生,并经常采取对策的话,就可以降低关键时刻出现难以判断的风险。

无论哪个任务,都有目标功能以外的原因导致任务出错和执行困难的情况。上述的唤醒不良、疲劳、困倦就是其中之一。此外,在高级脑功能的任务中,注意障碍和执行功能障碍也会产生影响。如果各种障碍同时出现,测试任务的判断就会变得困难,任务执行者有必要弄清是什么原因导致的错误。如果是真正的目标功能障碍导致任务不能完成,则判断为阳性结果,那么手术时就要保留该部位。另一方面,如果是目标功能以外的原因导致无法完成,则不判断为阳性。以下列举 4 个要点,以判别诱发的症状是否确实是目标功能。

① 简单的任务

尽可能地使用只反映目标功能的简单任务是很重要的。对于可反映多种功能的任务,作为筛选也许是很好的,但是如果任务没能完成,就很难判别没能完成的原因。也就是说,不能迅速判断造成失败的是应该保留的功能发生障碍,还是没有必要保留的功能(可恢复的功能,以及考虑肿瘤切除与保留功能平衡时被判断为保留必要性低的功能等)发生障碍。一方面,如果使用简单的任务,就可以很容易地进行正确的判断。尽管如此,在很多情况下,设计制作只反映目标功能的任务是比较困难的。

② 提前预测所有反应

该任务可能反映出什么样的功能障碍?各种功能障碍的情况下实际会出现什么样的症状?测试任务执行者有必要事先进行预测。

③ 弄清错误的原因

为了排除其他症状的影响,要进行其他检查,确认其功能确实得到了保留。例如,在进行从两个选项回答的任务时,如果注意到总是只回答右侧的选项,就要确认是否产生了视野缺损,或者是单侧空间忽略。首先,视野缺损用对坐法进行确认,如果没有问题,就用线段二等分检查等确认是否产生了单侧空间忽略。

④ 从患者自身来看出错的理由

问一下患者本人为什么答不出某个任务的题目。如果患者不理解任务本身的话,也许会说"很难""不太明白",如果是视野缺损的话,也许会说"左边的模糊"等。但是,即使运用这些方法,有时也会出现判断困难的情况。在这种情况下,最好将不能正确判断的理由完整地告诉手术医生。

二、测试任务的类型和难点

所有任务都有一个共同点,测试任务实施时容易发生"漏判"的原因之一是刺激和任务显示的时间点错位了。原则上,电刺激开始后才显示任务,患者回答结束后则停止刺激。理论上是这样的,但有时候重看录像时,会出乎意料地发现有的时间点不对。即使只有一点点的时间点错位(例如,任务显示后患者才被刺激),就会变成几乎没有意义的电刺激。关于这一点,术后需要回顾记录,如果有问题存在,术者和任务执行者需要想办法确保时间点与预想的一致。除此之外,可以考虑各个任务所特有的合适时机。关于经常可能发生的情况,列举如下。

1. 视空间认知

在视空间认知的评价中,线段二等分检查是有用的,但这是一个容易引起电刺激和患者回答时间点错位的任务。在刺激确实开始之后,有必要让患者进行二等分。如果电刺激和患者画线的时刻几乎是同时的话,那么在电刺激开始的时刻,患者已经将上肢定位到了要画线的位置,电刺激就没有意义了(视频 12-10)。相反,如果担心刺激时间过长,为了使思考时间(从思考到画线结束)确实受到了电刺激,要将任务执行者的信号与刺激开始、刺激持续时间的时间点配合一致。

线段二等分检查也是由于其他的因素而经常出现二等分位置偏位的任务(图 12-3)。例如,视野缺损和上肢的运动障碍的影响。关于视野缺损,偏盲(1/4 盲不会对线段二等分检查产生影响)和单侧空间忽略的区别在术中的环境下很难判别。如果本人能够意识到视野缺损症状,身体就可以慢慢地代偿,但是,在症状突然产生时多数情况是不能代偿的。作为区别的方法,指示患者仔细观察再进行二等分,如果出现改善就可以判断为视野缺损,如果偏移量还较大就可以判断为单侧空间忽略。另外,如果已经出现症状,在敦促患者充分注意左侧的基础上,使用对坐法,如果看不到左视野,就可以判断为视野缺损,如果看到左侧,就可以判断为单侧空间忽略。但是,无论使用哪种方法,在症状突然出现时,都很难进行准确的判别。上肢的运动障碍,例如轻度瘫痪、运动控制障碍、深部感觉障碍、视觉共济失调等情况下,也有可能产生假阳性,因此要予以关注。如上所述,如果怀疑是视空间障碍以外的原因引起的偏位,则进行可疑功能的评价,排除其他功能障碍的可能(图 12-3)。

此外,我们知道,包括使用者在内的各种因素都会对线段二等分检查的结果产生影响[1]。本检查平常是在桌前、而且是用利手(多数情况下是右手)进行的检查。以 22 名健康成人(22.0 ± 1.3 岁,20~27 岁)为对象的作者亲身经历病例中,患者在桌边用右手进行任务时,中心的偏位量为 -1.51 ± 2.82 (-6~6)mm(负向左偏位,正向右偏位),而用左侧卧位、左手进行时的偏位量为 -0.52 ± 3.97 (-11~8)mm。由此可见,在术中的体位进行时,偏差会变大,即使是健康者,偏位量也会显示异常值。另外,即使在仰卧位下进行,由于上肢的稳定性问题,结果的偏差也很大,很多情况下不能得到与桌前检查相同的结果。由于体位和使用者的变化,即使是正常个体差异也很大。因此为了防止假阳性,在电刺激前必须取得对照数据,确定基线。

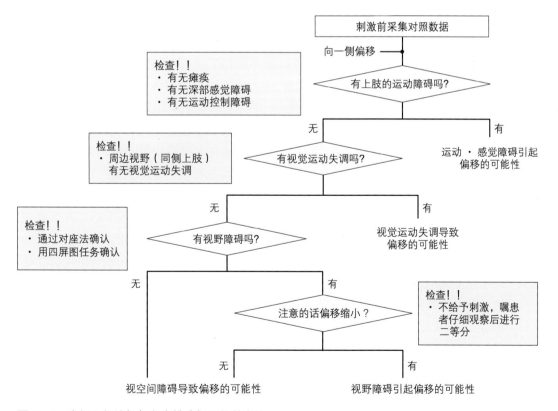

图 12-3 在视空间认知任务中排除假阳性的方法

2. 感觉和视野

感觉和视野是把自觉症状作为阳性/阴性的判断标准的任务。对这样的评价,从任务执行者的角度来看很容易判断,如果患者自己不能理解任务的意义,就有可能发生"漏判"。例如,患者觉得"这个程度的话应该没问题""这个可以忍受""以前也有过这种情况(痉挛发作时)"等,尽管感觉到了某种异常,但有时并不报告。为了防止这种情况,事先告诉他们术中一定会产生某种症状,并让他们产生后马上报告是很重要的,即使自己认为没有关系,但希望把感觉到的异常全部报告出来。另外,患者将其他刺激作为异常感觉报告的时候,有可能会做"不必要的阳性判断"。例如,患者将脚泵的定期加压作为下肢的异常感觉报告的情况(视频 12-11)。最好尽可能排除事先预测的不必要的感觉刺激。

3. 锥体束症状和辅助运动区症状

为了消除任务执行者和患者的先入为主的观念,原则上,评价是在双盲(不告知任务执行者和患者有无电刺激)的情况下进行的。因此,对阴性运动网络的电刺激所诱发的运动停止和运动加速,以及对锥体束和运动区的刺激所诱发的肌肉收缩和不随意运动(dystonic movement),如果不细心观察,就有可能漏掉信号。为了避免"漏判",任务执行者的练习和经验也是必要的。另外,即使刺激的时机是盲的,原则上测试任务执行者也要向术者请教应该注意观察的区间(术者准备进行电刺激时),并注意重点观察这个区间。

特别难以评价的是辅助运动区(supplementary motor area, SMA)周围的手术,会出现各种各样的术中 SMA 症状。对包含 SMA 的阴性运动网络进行电刺激,诱发的典型症状是运动停止。但是,在 SMA 周围进行手术操作时,持续出现与电刺激无关的动作速度下降、动作开始延迟、双重任务完成困难、协调运动障碍等(症状参照第 9 章术中唤醒手术的测试任务的 B. 运动部分)。这些症状在术中发生时,术后会有很高的概率出现 SMA 综合征[2]。但是,SMA 综合征随着时间的推移一定会恢复[3],因此术中出现这些 SMA 症状本身并不是很大的问题。重要的是,要区分来源于 SMA(阴性运动网络)的症状和锥体束症状(表 12-2)。特别是在切除 SMA 及其皮质下的后方区域时需要注意。如果细心观察,就可以将两者区别开来。根据作者的经验,如果电刺激的时间点与运动的开始相同的话,辨别就会变得非常困难,因此,如果调整时机使其在运动的中途受到电刺激,则很容易辨别。另外,如果出现 SMA 的症状的话,双重任务(参照第 9 章术中唤醒手术的测试任务中 B. 运动部分)就会变得困难,因为两件事不能同时进行,所以常常会停止,动作也会变得不顺畅。这时应改为进行单任务,停止语言任务,只做运动任务等。总之,从 SMA 症状中区分锥体束症状是最重要的。因此,在预测可能发生的症状的同时,进行细心的观察,另外,使用录像等进行回顾和自我评价也是必要的。

表 12-2　SMA 症状与锥体束症状的比较

SMA 症状	锥体束症状
动作速度降低	肌肉收缩
动作开始延迟	不随意运动
难以执行双重任务	
运动协调障碍	
运动停止 *	

* 在进行 SMA 附近的手术操作时,出现与电刺激无关的运动停止以外的症状。

　　转换为全身麻醉后,将运动诱发电位(MEP)作为持续监测使用。MEP 在全身麻醉下可以监测锥体束的功能(详细内容参照第 10 章术中唤醒手术的电生理监测)。另外,MEP 虽然因锥体束的损伤而降低,但在包含 SMA 的阴性运动网络的损伤中不会降低。因此,在转换为全身麻醉时,即使被认为是术中 SMA 综合征的症状但不能确认为肯定的自主运动时,如果 MEP 中与对照波形的振幅相比能确认在 50% 以上,即使发生术后瘫痪,也可以认为是一过性瘫痪即 SMA 综合征的可能性很高。

结语

　　在手术中几乎注意不到唤醒术中的"漏判"和"不必要的阳性判断(假阳性)"。通常是在术后在回顾录像记录以及术后评价中才发现没能保留想要的功能。为了避免出现并发症,术前任务的准备和症状的预测、术中团队内的协作和详细观察,以及术后的回顾都是不可或缺的。另一方面,通过持续进行这些程序,在任务执行者的立场上发生的错误大多都可以避免,所以要踏踏实实地反复研究病例。

　　在作者所在的医院中,除了视野和感觉评价之外,原则上都是双盲进行的(刺激的时机不告知任务执行者以及患者)。这对于不给任务执行者和患者先入为主的客观评价是有用的,另一方面,也有可能成为错过的原因。因此,如果对评价没有自信的话,也许可以采用不告知患者刺激时机但告知任务执行者的方法。当然,最重要的是不放松对自身的回顾和评价。

📖 参考文献

❶ Jewell G, McCourt ME. Pseudoneglect: a review and meta-analysis of performance factors in line bisection tasks. Neuropsychologia. 2000; 38: 93-110.

❷ Nakajima R, Nakada M, Miyashita K, et al. Intraoperative motor symptoms during brain tumor resection in the supplementary motor area(SMA)without positive mapping during awake surgery. Neurol Med Chir(Tokyo). 2015; 55(5): 442-50.

❸ Nakajima R, Kinoshita M, Yahata T, et al. Recovery time from supplementary motor area syndrome depends on postoperative 1 week paralysis and damage of the cingulum. J Neurosurg. In press.

D. 检查者视角

▶ **概述** ▶

　　唤醒手术中电生理监测检查者的作用是控制脑皮质定位时刺激的强度,转换全身麻醉后监视/监测以运动功能为中心的各种神经功能。这些监测只有以可靠的手法并高精度地进行,才能有助于术者,才可避免手术后神经功能并发症。但由于各种各样的原因,在实际监测时很多情况下难以进行评价。作者所在的医院在进行唤醒手术时,为了准备唤醒不良的情况和唤醒手术结束后进行锥体束附近的继续切除等情况,随时都可以进行MEP监测。在脑手术中实施的主要MEP监测是经颅刺激MEP、脑表刺激MEP、皮质下刺激MEP,关于这些的实施方法,参照第10章术中唤醒手术的电生理监测。本章介绍了作者的评价方法和经历的病例、实施的对策等,如果能为大家所参考则不胜荣幸。

一、电刺激的注意事项

　　在作者所在的医院,唤醒手术中脑皮质定位时的双极刺激强度为2~6mA。由于刺激强度过强会诱发痉挛发作,所以应在与手术医师商量的同时,在适当的时机进行刺激强度的变更。发声停止、喊话困难等阳性结果能够很好地确认,其刺激强度因患者而异。若必须进行超过6mA的高强度刺激时,在唤醒前测量术中皮质脑波,确认由双极刺激诱发后放电的刺激强度。在没有诱发后放电的刺激强度内进行唤醒下皮质定位。

二、术中监测的阳性判断

　　术中脑功能监测是指在手术中监视各种神经的功能状态,在不可逆的损伤发生之前告知手术医师(警报),以避免术后神经并发症的发生。对于应该保护的神经功能,可以尝试实施各种的神经监测。本章叙述了运动诱发电位的阳性判断评价法。另外,术中监测中的真阳性是指作为对象的神经组织受到损伤(一过性或永久性),监测波形发生了明显的变化(降低)。另一方面,尽管神经功能没有异常,但波形变化(降低)的称为假阳性,尽管神经组织受到损伤并发生生理学异常,但监测波形没有变化的称为假阴性。

1. 经颅刺激 MEP 和脑表刺激 MEP 的评估方法

在作者所在的医院,经颅刺激 MEP 以及脑表刺激 MEP 时,向手术者发出警告的警报点是"对照波形的振幅比在 50% 以下时"。

① 警报点

关于警报点,根据本医院监测结束时的振幅和术后瘫痪的随访验证得到的结果,在以避免术后瘫痪为目的时设置为 50% 为最佳(对象:73 例,灵敏度:100%,特异度:95%)。目前,虽然没有脑手术中经颅刺激 MEP 以及脑表刺激 MEP 的统一评价标准,但一般情况下,与对照波形的振幅相比,多以 50% 以下为警报点[1,2]。

在手术中,术者集中注意力的紧张局面下,全场是处于安静状态的,但当监测出现异常时,不要犹豫,应果断大声报告。另外,在整个手术当中,为了知道需要监测的重要时间段,或是持续监测每隔几分钟较为妥当,都需要和手术医师进行交流。当然,手术前有必要了解该手术的整个流程和监测的必要性。

② 设置对照

关于记录对照波形的时机,经颅刺激 MEP 应该在开颅前,脑表刺激 MEP 应该在硬膜切开后放置薄片电极时进行对照波形测定。在锥体束附近的肿瘤切除前和电极位置等测定条件发生变更时,应与手术医师进行沟通的同时,配合手术的进展进行适当的重新设置。

③ 测定的时机

在经颅刺激 MEP 的情况下,由于有电刺激引起的身体运动,所以进行测量时必须告知手术医师,或者按照手术医师的指示进行测量。

由于脑表直接刺激 MEP 的身体运动少,可以进行持续性的测量,因此在显微操作中每隔 3~5 分钟进行测量,在锥体束附近的操作中每隔 1 分钟进行测量。

基于以上几点,设置对照、测量的时机、警报点等关于监测的评价等,都有必要与各医院主刀的脑神经外科医生进行充分的商量和讨论。

2. 皮质下刺激 MEP 的评估方法

皮质下刺激 MEP 是利用单极刺激电极或双极刺激电极刺激皮质下测量 MEP,目的是避免皮质下的锥体束损伤。根据此前的报告,当 2mA 的皮质下刺激导出 MEP 时,应该中断手术[3]。

- 作者等人以脑表直接刺激 MEP 的刺激强度为指标,在手术者的指示下逐渐降低刺激强度,以判断与锥体束的距离。
- 关于锥体束和刺激阈值的关系,离开锥体束约 5mm 时阈值为 5mA,离开约 10mm 时为 10mA[4]。

重要的是,皮质下刺激 MEP 无法检测从刺激点到脑表的远端部位的伤害,所以有必要并用脑表刺激 MEP。

三、MEP 下降多少才不可逆

关于 MEP 波形的振幅在与对照相比中降低到何种程度,会留下不可逆的术后神经障碍,目前还没有统一的临床指标。其理由之一是,在对照波形具有超过 1mV 的振幅和 50μV 以下的小振幅的情况下,即使降低率相同,其意义也大不相同。作为参考,作者使用的指标如下所示。

1. 关于经颅刺激 MEP

由于经颅刺激 MEP 的特异度很高,在没有检测出波形的情况下,锥体束发生障碍的可能性很高,发生不可逆瘫痪的病例很多。

- 在脑手术中的经颅刺激 MEP 中,如果刺激强度过强,就会绕过术中受损部位,使电流流向深部,在监测上有时会引起假阴性。此时,尽管已经产生了不可逆的损害,但 MEP 波形不会发生变化。与脊柱手术相比较,这是脑手术监测的判断变得困难的原因。为了防止假阴性,脑手术中的刺激强度有必要设置为仅在目的导出部位(与脑病变对侧的上下肢)得到 MEP 波形的程度(阈上刺激)。
- 作者从 100mA 开始刺激,在左右两侧得到波形的情况下,以 10mA 为单位降低,监测从目的肌肉得到 MEP 波形的强度。另一方面,在 100mA 得不到 MEP 波形的情况下,同样以 10mA 为单位提高强度(最大 200mA),设置最适合强度。

2. 关于脑表刺激 MEP

我们认为,在脑表直接刺激 MEP 监测中,振幅与对照相比降低 70% 以上时,很有可能发生包括不可逆的徒手肌力测试(manual muscle test,MMT)结果降低。

- 这基于作者所在医院的脑表直接刺激 MEP 监测结束时的振幅和术后瘫痪的关系的研究结果,在结束时振幅与对照相比不足 30% 的 10 个病例中,有 9 个病例出现了暂时性的 MMT 结果下降。
- 但是,与经颅刺激 MEP 相比,脑表直接刺激 MEP 具有灵敏度高、体动小的优点,但与经颅刺激将螺杆电极固定在头皮上不同,因为在脑表上放置了片状电极,在手术操作中容易发生变动,因此有必要考虑假阳性即振幅降低。

四、发生警报时的注意事项

在神经功能发生不可逆损伤之前,有必要通知手术医师。因此,有必要设置允许某种程度的假阳性的警报点,但是,如前所述,在脑手术的 MEP 监测中,目前还没有制定统一的评价标准。

小贴士　　MEP 振幅下降的警报对手术医师来说是很大的压力,因此应与手术医师进行
交流,就警报的时机进行商量。

　　即使没有对锥体束造成伤害,MEP 波形也能发现 20% 左右的变动,振幅下降时,
在通知手术医师之前确认波形的可重复性是很重要的。特别是脑表刺激 MEP,由于手
术操作引起的片状电极的微小偏差,以及吸引操作引起的脑脊液减少、生理盐水清洗
操作引起的片状电极松动等,MEP 波形的振幅容易发生变动。因此,MEP 波形的振幅
变动剧烈时,应考虑到片状电极有可能出现偏差和松动等电极放置状态的原因,并进
行应对。

　　作者在脑表刺激 MEP 监测时,发现重复出现的振幅下降(警报点以下的低振幅波
形)时,向手术医师发出警告,中断操作,同时委托确认片状电极的放置状态,确认振幅
是否恢复。

小贴士　　在脑表刺激 MEP 监测时,如果同时准备好经颅刺激 MEP,当波形降低时,
有时就可以快速鉴别是由锥体束的损伤引起的,还是由刺激电极的放置状态引
起的。

五、MEP 监测波形实例

1. 监测中发出警报,可能避免术后瘫痪的病例

　　病例 1:30 多岁,女性

　　右颞叶胶质母细胞瘤病例(图 12-4A)。实施了脑表刺激 MEP 监测。开颅后,在
脑表暴露时,在初级运动区域放置 16 极片电极,进行成串刺激,通过左手拇短展肌记
录 MEP 波形(图 12-4B)。由于在穿通支区域操作中 MEP 下降(图 12-4C,D),中断操
作时振幅恢复(图 12-4E)。手术最后阶段,在远离锥体束的部位操作中,出现 MEP 波
形下降(图 12-4F),但没有发现血管损伤等。因此,怀疑是刺激系统的问题,委托手术
医师确认电极位置时,发现了位置的偏差,进行了修正检查波形恢复(图 12-4G),结束
时维持在对照波形 70%~80% 振幅(图 12-4H)。术后未出现瘫痪(图 12-4I)。

2. 监测中发现振幅突然消失被认为是血管痉挛的病例

　　病例 2:30 多岁,男性

　　右额叶复发胶质母细胞瘤病例(图 12-5A)。开颅后,在脑表暴露的初级运动区域

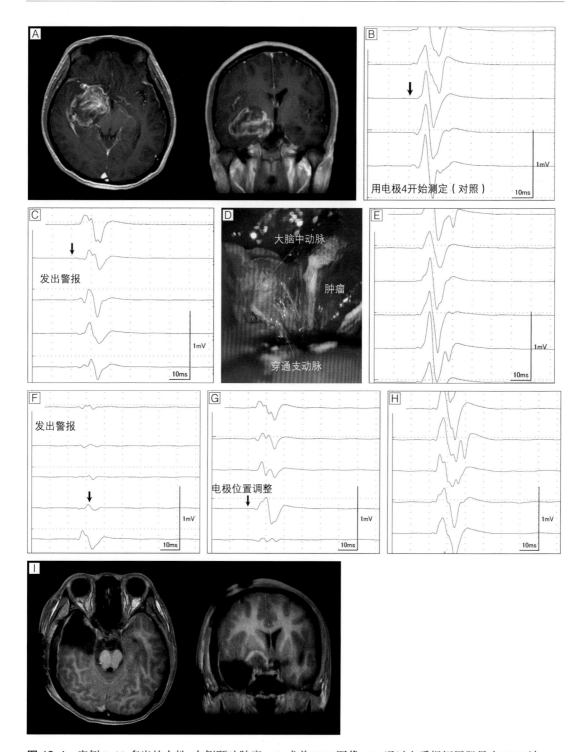

图 12-4 病例 1:30 多岁的女性,右侧颞叶肿瘤。A. 术前 MRI 图像。B. 通过左手拇短展肌导出 MEP 波形(箭头)。C. 在穿通支区域操作中 MEP 下降到 40% 左右(箭头)。D.MEP 下降的穿通支区域。E. 通过操作的中断确认了 MEP 波形的恢复。F. 手术结束时,MEP 波形再次下降(箭头)。G. 通过电极位置的修正,振幅恢复(箭头)。H. 监测结束时,与对照的比维持在 70%~80%。I. 术后 MRI 图像

放置 16 极片状电极,进行串刺激,从左拇短展肌记录 MEP 波形图(图 12-5B)。手术中,MEP 波形突然消失图(图 12-5C)。手术区同时暴露出可能是供应锥体束的穿通支血管(图 12-5D),考虑为痉挛,将盐酸罂粟碱稀释 1 万倍,浸入棉片敷于血管。MEP 振幅逐渐改善(图 12-5E)。术后未见麻痹。

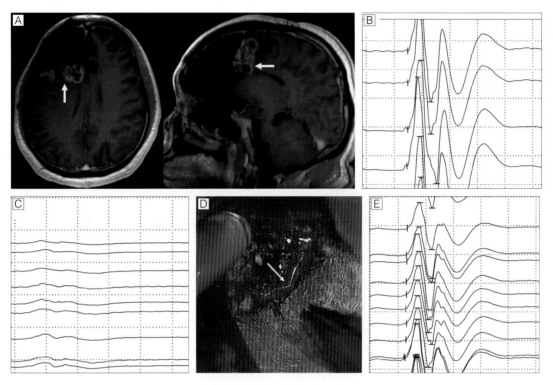

图 12-5　病例 2:30 多岁的男性,右额叶复发性胶质母细胞瘤。A. 术前 MRI 图像,图中箭头是术中 MEP 下降的区域。B. 从左短拇指外转肌(APB)导出 MEP 波形。C. 手术中,MEP 波形消失。D. 考虑发生痉挛的穿通支(箭头)。E. 通过盐酸罂粟碱处理,MEP 的振幅恢复

在脑肿瘤切除手术中,一般随着操作到达锥体束附近,MEP 会慢慢降低,因此在突然 MEP 消失的情况下,应该最先确认的是片状电极的偏移和松动等刺激和记录系统的异常。但是,也有像本病例这样伴随血管问题的 MEP 变化,发现波形突然降低或消失的情况。

3.　监测中发现波形突然消失,肿瘤内出血、血肿形成导致术后瘫痪恶化的病例

病例 3:60 多岁,男性

右颞叶胶质母细胞瘤病例(图 12-6A)。每隔 5 分钟记录脑表刺激 MEP 图(图 12-6B)。手术即将结束前,由于 MEP 突然消失(图 12-6C),中断了操作,怀疑是刺激电极的错位,移动电极位置和提高刺激强度也没有恢复。不久后发现深部出血(图 12-6D),除去血肿后通过压迫止血,但是到监测结束时没有发现 MEP 的恢复。术后,

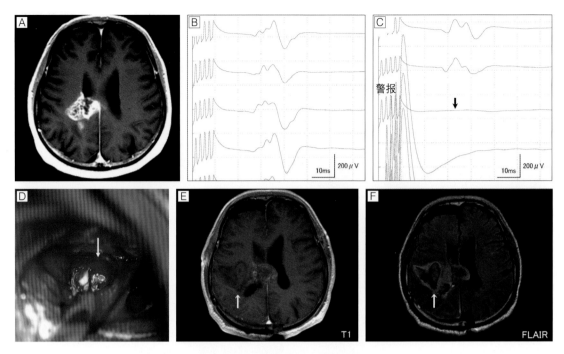

图 12-6 病例 3:60 多岁的男性,右颞叶胶质母细胞瘤。A. 术前 MRI 影像。B. 从左手拇短展肌每隔 5 分钟记录 MEP 波形。C. 手术结束前,MEP 突然下降到 0%(箭头)。D. 观察到深部出血(箭头)。E. 术后 MRI 影像. 箭头部位发现血肿。F. 术后 MRI 影像. 箭头部位发现血肿

发现了术前确认的左侧不完全性瘫痪的恶化(上肢 MMT:3 → 1,下肢 MMT:4 → 1)。本病例中 MEP 的降低,考虑是由肿瘤内出血、血肿形成伴随的锥体束障碍(图 12-6E,F)引起。

像本病例这样,由于出血导致的锥体束障碍伴随的 MEP 变化,有时会发现波形突然消失。这种情况下,要在发生不可逆的损害之前发出警报是很困难的。作为对策,MEP 波形突然消失时,除了要随时想到出血或梗死等血管问题的可能性外,还需要缩短测量间隔,关于 MEP 的测量间隔也需要事先和手术医师商量。

六、 故障排除

监测时的故障有时关乎手术的中断或延期。为了事先避免各种故障,日常的检查(如果可能的话,最好是应用多台机器)是很重要的。以下展示在唤醒手术时,实施频度较多的监测中故障时的检查要点和作者所在医院的流程图(图 12-7)。

1. 设备不能通电(MEP,SEP,脑皮质定位)

[检查项]

• 电源线是否与设备侧及电源侧连接可靠

• 主机与显示器是否连接可靠

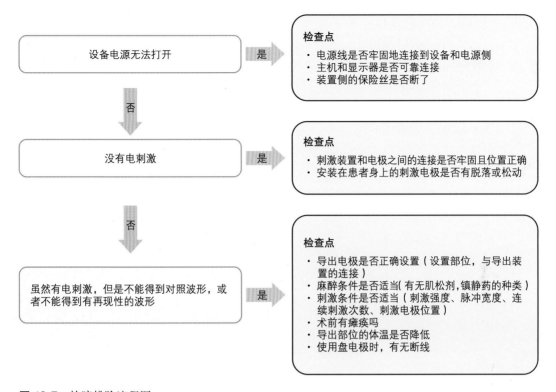

图 12-7 故障排除流程图

- 设备侧的保险丝是否断了

2. 没有电刺激(MEP,SEP,脑皮质定位)

［检查项］

- 刺激装置和电极的连接是否可靠,以及连接位置是否正确
- 放置在患者身上的刺激电极是否脱落或松动。
  ※ 经颅刺激时,如果能够确认伴随刺激的身体运动,就可以确认有电刺激。另外,有些测量仪器可以显示实时电流值,这样就很容易确认刺激系统的运行。
  ※ SEP 监测中,由于刺激电极使用盘电极和一次性电极,因此在放置前应充分降低接触阻抗。

3. 虽然有电刺激,但无法获得对照波形,或者得不到重复性波形(MEP,SEP)

［检查项］

- 导出电极是否正确放置(电极放置部位,与导出装置的连接状态)
  ※ 在自由运行(监视器)状态下触摸电极放置部位,如果发现波形有变化,就可以确认记录系统没有问题。
- 麻醉条件是否合适(肌肉松弛药的有无,镇静药的种类)。

※ 由于肌肉松弛药对 MEP 测量有很大影响(对 SEP 没有影响),原则上只在插管时使用,不得已使用时安装四个成串(TOF)刺激监视器,确认肌肉松弛水平。

※ 吸入麻醉药(例如七氟烷等)对 MEP、SEP 的抑制作用很强,原则上选择静脉麻醉。但是也有报告称,在脊柱手术中经颅刺激 MEP 测定时,七氟烷的呼气末浓度在 2.0% 以下就可以测定 MEP,作者所在的医院也有使用 1.5% 七氟烷进行 MEP 监测的病例。

- 刺激条件是否合适(刺激强度、脉冲宽度、连续刺激次数、刺激电极位置)

  ※ 脑表刺激 MEP 中,由于脑脊液的吸引和向肿瘤切除腔的沉降等,脑表面下沉,会出现刺激电极松动的情况(图 12-8)。这时,可以看到振幅的偏差和突然消失。

- 术前是否有瘫痪(MEP)
- 导出部位的体温是否降低

  ※ 升温到 28℃就可以导出 MEP 了[5]。

- 使用可多次利用的盘电极作为导出电极时,是否有断线(更换新的导出电极后再次进行确认)

4. 其他

- 测量仪器的说明书要保存在可以经常拿出来的地方,同时要保留制造商的联系方式。
- 术中监测中使用的双极刺激电极等物品,一定要准备好备用品。

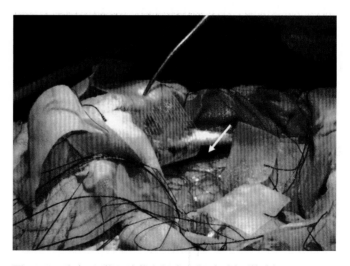

图 12-8　脑表面下沉,片状电极发生松动浮起(箭头)

小贴士

术中用于脑皮质定位的双极刺激电极破损时，原则上应更换新电极，但作为应急处理，也可将双极电凝镊的连接器部分与鳄鱼嘴导线连接，制作临时刺激电极（图 12-9）。

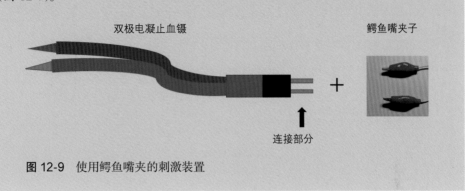

图 12-9　使用鳄鱼嘴夹的刺激装置

结语

以唤醒手术中的脑皮质定位为代表，在手术室这种特殊且紧张的环境中进行各种术中监测的检查者，往往有焦虑和困惑。但是，为了成功挽救患者，医生和护士等各专业工作人员共同协作的手术室可以说是一个医疗集体。我们希望进行监测的检查者作为这样的手术团队一员，也要有自觉性和责任感，在与其他工作人员进行适当交流的同时，负责地进行监测工作。

小贴士

没有监测检查者，唤醒手术是无法进行的。也就是说，监测检查者是引导手术者走向安全之路的路标，是保护患者免受术后并发症的堡垒。我们要牢记这一点，通过自我钻研学习知识和在手术室积累丰富经验的同时，认真对待每一个病例，努力减少每一个术后并发症。

📖 参考文献

❶ 本村和也. 運動野近傍脳腫瘍摘出術. In: 川口昌彦, 中瀬裕之, 編. 術中神経モニタリングバイブル. 東京: 羊土社; 2014. p.243-6.

❷ 佐々木達也, 鈴木恭一, 板倉 毅. MEP モニタリング①. In: 児玉南海雄, 監修. 超入門脳神経外科術中モニタリング. 大阪: メディカ出版; 2011. p.40-53.

❸ Seidel K, Beck J, Stieglitz L, et al. The warning-sign hierarchy between quantitative subcortical motor mapping and continuous motor evoked potential monitoring during resection of supratentorial brain tumors. J Neurosurg. 2013; 118: 287-96.

❹ Kamada K, Toda T, Ota T, et al. The motor-evoked potential threshold evaluated by tractography and electrical stimulation. J Neurosurg. 2009; 111: 785-95.

❺ Shinzawa M, Yoshitani K, Minatoya K, et al. Changes of motor evoked potentials during descending thoracic and thoracoabdominal aortic surgery with deep hypothermic circulatory arrest. J Anesth. 2012; 26: 160-7.

（刘晓亮　王泽芬 译　李志强 审）

13 术后急性期症状

木下雅史

▶ **概述** ▶

　　唤醒手术后会有一过性的神经症状恶化,如果重要的神经网络被保留的话,则有望得到改善[1]。特别是在特定的神经功能网络穿行区域里最大限度切除时,相应功能障碍发生的可能性很高。在术前对患者说明预想的症状是很重要的。在本章中,对唤醒手术后急性期经常经历的症状及其原因和对策进行解说。

一、术后急性期的症状和原因

1. 超急性期

　　与手术中唤醒结束时相比,几乎所有的病例在手术后都出现了脑功能下降。人们多认为是残余麻醉药的影响。很多人从术后到第二天早上功能便会恢复。为了确认不是缺血伴随的症状,需要在术后 24~48 小时内通过 MRI 检查与新出现的脑梗死进行区别。

2. 急性期(术后 3 天)

　　到术后 1 周左右,切除腔周围会发生脑水肿,伴随着相关领域的脑功能障碍,可能会产生神经症状。术后 3 天左右症状的高峰到来,越是靠近主要神经纤维束切除的病例,症状越容易产生。比如观察到运动障碍的恶化和语言功能的整体低下,在手术第 2 天,不明显的神经症状也会变得明显。另外,同一时期发生的可能性较高的事件是痉挛。在语言功能区域的手术病例中,术后 MRI 没有并发脑梗死的情况下,突然出现自发言语功能受损、找词困难、音素障碍时需要注意。在 SPECT 和 MR 扫描的 ASL 摄影中,如果发现切除腔周围的皮质有血流亢进,要高度怀疑痉挛发作(**图 13-1**)。通过增加给予抗癫痫药,大多能迅速改善。但是伴随意识障碍的情况下,有必要考虑痉挛持续状态的治疗。

3. 急性期(术后两周)

　　术后 3 天以后,按照通常脑肿瘤手术的术后恢复,术后 1 周发生脑水肿的可能性很高,术后 2 周发生痉挛发作的可能性很高。特别是神经胶质瘤,据报告在术后平均 4.3 天是痉挛发作的高峰[2]。

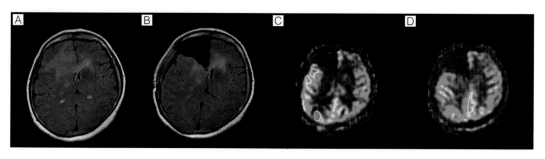

图 13-1　右额叶肿瘤术后癫痫发作的影像学表现。A.FLAIR 影像（术前）。B.FLAIR 影像（术后）。C. 癫痫发作时的动脉自旋标记（ASL）影像，发现右额叶至顶叶皮质的血流亢进表现。D. 发作消失时的 ASL 影像

小贴士

动脉自旋标记的有用性

对于术后急性期局灶性癫痫发作的判断，使用动脉自旋标记（arterial spin labeling，ASL）法的 MRI 检查简便而有效。在由于意识障碍或语言障碍引发的非痉挛性癫痫持续状态下，症状上很难判断是痉挛发作。如果在术后进行 MRI 检查时加入 ASL 的话，很多情况下能较早地发现局灶性癫痫。

二、术后锥体束症状和辅助运动区症状的鉴别

辅助运动区至运动区病变切除后产生的完全偏瘫，是使患者和手术者感到焦虑的因素之一。一般来说，切除结束时的皮质 MEP 保持着波形，术后 MRI 显示无脑梗死，如果满足以上 2 个条件，就可以认为是辅助运动区综合征引起的症状，可以期待运动功能的恢复。在手术后不久发现完全偏瘫时，如果在上下肢的被动运动中能感觉到肌肉紧张，则认为是辅助运动区综合征。具体可以确认肘关节和膝关节伸展运动时，有无抵抗感的产生。因为即使是在锥体束症状的情况下，肌肉紧张也会出现，所以要确认手术后第二天的肌紧张。在辅助运动区综合征的情况下，大部分病例在术后数小时至数日内开始恢复自主运动，其中也有些病例在 1 周后恢复自主运动。另外，在额叶外侧病变的术后也会产生辅助运动区综合征。这种情况出现的自发运动障碍，要考虑是受辅助运动区联络纹状体的额纹状体纤维的影响；而出现自发言语功能障碍时，要考虑是从辅助运动区到额下回的额斜束的损伤。

三、需要紧急处理的症状

当出现以下症状时，需要迅速采取相应的措施，尽量将损害控制在最小限度。手术后立即用头部 CT 进行术后出血的筛查，手术第 2 天用 MRI 确认脑梗死和残存病变的范围。

1. 意识障碍

手术后苏醒状态不好时,迅速用头部 CT 排除术后出血。辅助运动区病变手术后的早期,出现自主性低下的情况较多,需要注意此时患者有可能被判断为意识障碍。另外,在术后产生的意识障碍中,要怀疑是复杂部分发作和痉挛持续状态,所以最好加强抗癫痫药并动态观察。

2. 单侧瘫痪

辅助运动区也有躯体定位存在,辅助运动区综合征的大部分病例上下肢都会产生自主运动障碍。只有上肢或者只有下肢的重度运动障碍时,要怀疑是各支配区域的运动区或者锥体束的障碍。评价肌张力,怀疑是锥体束区域的脑梗死时使用依达拉奉,将缺血的范围控制在最小限度。

3. 语言障碍

语言区域的手术后容易出现与各区域相对应的语言障碍。但是,颞叶病变术后出现语言流畅性下降的情况,以及额叶病变术后出现听觉性语言理解下降的情况,都不是唤醒手术后的自然病程。术中应该保留了的语言功能出现明显障碍时,必须用 MRI 排除脑梗死(图 13-2)。另外,术后突然出现语言障碍或症状严重的情况下,有必要考虑痉挛发作并进行处理。

四、 病程良好的症状

在术中鉴定了主要神经纤维束并进行了保留,如该病例术后出现运动障碍、语言障碍、感觉障碍,要考虑到残余麻醉和术后水肿的影响,很多情况下可以进行动态观察。特别是从手术结束到术后第 2 天、术后 1~2 周内表现出改善倾向的脑功能,有望早日恢复。另外,在手术后 1 周中,症状不稳定并伴有波动,是唤醒术后常见的现象。对语言功能区域进行手术的病例,术后早期应简单评价主要神经网络的功能是否被保留。例如,涉及弓状束时进行复述,涉及下额枕束时进行非语言性语义理解,涉及韦尼克(Wernicke)区时进行听觉理解,涉及布罗卡(Broker)区时进行流畅性评价,在发现完全障碍时,表示有可能出现了意料之外的问题。感觉障碍是很难恢复的功能之一,浅表感觉比深部感觉容易改善。在术中识别出视辐射并保留的病例,有时会出现暂时陷入偏盲,或在保留视野中存在难以名状的不适感,有时会在 1 周到 1 个月内出现改善。患者、医务人员都不要过喜过忧,在仔细观察症状的同时做动态观察是很重要的。

结语

本章介绍了在唤醒术后的急性期神经症状。实际上,通过手术中的直接电刺激鉴定并被保留的神经功能,经常会出现暂时性恶化。通过告知症状的特征和出现时期,

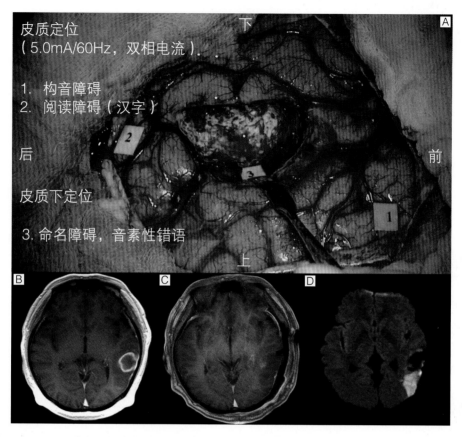

图 13-2 左侧颞叶肿瘤术后发生脑梗塞。A.肿瘤切除后的术中照片。由于标签 2 处的皮质刺激诱发了汉字的朗读障碍,因此保留了本区域。B.T1 加权图像(术前)。C.T1 加权图像(术后)。D.弥散加权成像(术后):在切除腔后方发现了新鲜梗塞,术后合并了汉字为主的阅读障碍

在不需要多余的检查和治疗的同时,对患者及其家属进行适当的说明,如此便能得到他们的理解。详细评价和记录术后症状是很重要的。出现意料之外的症状时,有必要查明其原因并竭尽全力进行治疗。另外,也要考虑到这可能与新的神经功能网络的发现相关。

📖 参考文献

❶ Duffau H, Gatignol P, Mandonnet E, et al. Intraoperative subcortical stimulation mapping of language pathways in a consecutive series of 115 patients with Grade Ⅱ glioma in the left dominant hemisphere. J Neurosurg. 2008; 109: 461-71.

❷ Dewan MC, White-Dzuro GA, Brinson PR, et al. Perioperative seizure in patients with glioma is associated with longer hospitalization, higher readmission, and decreased overall survival. J Neurosurg. 2016; 125: 1033-41.

(刘晓亮 王泽芬 译 李志强 审)

14 术后检查计划

中嶋理帆

▶ 概述 ◀

唤醒手术是以运动、感觉、语言以及其他高级脑功能的保留为目的而进行的手术。因此,在术后确认是否保留了想要保留的功能,与术后的影像检查同样重要。一般来说,唤醒下脑肿瘤切除术后,多数情况下功能会暂时性下降,但在慢性期有恢复的倾向。本章将概述术后功能评价的方法和时期,以及恢复的可能性。

一、 术后评价的目的

术后的功能评价主要是:①唤醒手术的效果判断(包括评价方法、评价技术准确度的验证),②帮助患者尽早回归家庭和社会。另外,通过进行动态的评价,让患者把握现在的问题及针对问题的适当的处理方法和要领,了解对今后康复的预测等,这些都是促使患者术后尽早回归社会,顺利地继续家庭和社会生活所必需的。

二、 术后评价的方法和时间(图14-1)

原则上评价方法与术前评价中实施的检查项目相同。即使看起来正常,进行检查后也可能会发现异常。因此,对于有可能造成术后障碍的功能,即使术前正常也要进行检查。特别是高级脑功能,即使在正常范围内,由于年龄、学历、社会背景、患者的动机等不同,个人差异也很大。因此,需要明确与术前相比出现了什么变化。但高级脑

手术	1周	1个月	3~6个月

 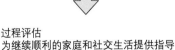

床边评价   术后评价和出院指导   过程评估
                 康复训练   为继续顺利的家庭和社交生活提供指导

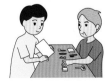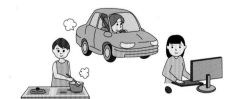

图14-1 术后检查计划

功能检查需要时间,患者的负担也很大。因此,作者针对额叶、颞叶、顶叶的病变,基本所有的主要功能,并尽量减少所需的项目,分别制定了检查项目并实施(检查项目的详细内容参照第 6 章测试任务执行者的准备)。

评估时间为术后急性期和慢性期(术后 3 个月以上),至少进行两次。关于时间,作者在手术后 1 周~10 天左右实施。虽然没有严格的规定,但胶质瘤病例在术后 3~4 天左右最容易发生癫痫[1]。另外,刚做完手术时,由于意识下降、谵妄、短暂性精神病综合征(durchgangssyndrom)、疼痛等原因,患者对检查难以集中精力,因此从术后 1 周左右再开始进行评价。因为在作者所在的医院,如果恢复良好的话,术后 10 天左右出院,出院之前完成全部检查即可。手术后很多情况下会出现各种功能低下,这是因为在唤醒手术中,如果切除到极限,术后早期功能往往会一过性地降低[2]。手术之后的检查是为了把握患者当前的状态,即使只是一过性的功能障碍,为了判断其是否会对患者日常生活和社会生活产生影响,也必须要检查。根据结果,在向患者传达现状的同时,对于其家庭和社会生活中可能出现的问题、对策和要点、恢复的可能性等也要进行说明。必要时,实施康复治疗。慢性期的检查是为了判断唤醒手术的效果而实施的。即使术后出现一过性的功能下降,如果术中能够保留预期的功能和结构(皮质、神经纤维),那么多数功能在术后 3 个月左右就会恢复[2,3]。因此,为了正确判断唤醒手术中实施的评价方法和技术的效果,在慢性期进行评价是必要的。由于门诊的检查时间有限,根据情况的不同,只确认作为术中评价对象的功能,或者只确认手术后早期出现下降的功能也未尝不可。

三、 对日常生活和社会生活的影响

患者自己、家人和周围的人相对更容易理解瘫痪、感觉障碍、语言障碍等,而对于其他的高级脑功能障碍,很多时候患者本人也无法理解为什么会如此,并且很难得到家人和周围人的理解。即使知道障碍的名称(例如视空间障碍、注意障碍等),但实际上它可能会给今后的生活带来什么样的影响,患者也几乎完全无法想象。因此,患者回到生活中后会遇到困难,另一方面,也会有人因为过度担心而无法回归社会生活。所以,即使是一过性的症状,如果发现了会给生活带来影响的某种症状时,医生一定要向患者自己或者家属告知现在出现的症状,以及这些症状在生活中可能会有怎样的影响。**表 14-1** 列举了术后容易发生的高级脑功能障碍和对应的日常生活中具体症状的例子。另外,表里列举的只是部分例子,实际上可能会产生更多的障碍。

表 14-1　高级脑功能障碍及其对日常生活的影响

高级脑功能障碍	对生活影响的具体例子
视空间认知	注意不到左边的东西,经常丢东西,找东西很花时间,开车的时候注意不到左边的人和东西,不能笔直停车,工作上错误增加,迷路

续表

高级脑功能障碍	对生活影响的具体例子
作业记忆	跟不上谈话的节奏,无法把电视节目或一本书的故事记入脑海,不能"同时"做多件事,经常忘记做的工作,做其他事情时不知道之前做过的事
心智化	不了解别人的情绪,过于我行我素,不明白场合气氛,不能根据情况判断并采取理所当然的行动
注意力	无法集中注意力,很快就分心,无法持续做一件事,错误增加(被别人指出)
处理速度	总的来说工作变慢了,做家务花时间,头脑迷迷糊糊
记忆	记不住,想不起来,脑子里装不进去,工作上明明说过的却忘了做的事情增加了
失用症	知道是做什么的工具但不能很好地使用,不知所措;使用过的东西能使用,但是新的东西不会使用;虽然没有瘫痪和感觉障碍,但是手的动作却很笨拙
视觉运动失调	想取什么东西时手的位置会偏离,看不见手的时候症状会变得明显(车的雨刷操作,电脑键盘的盲打,挂晒衣架,一边做什么事情一边拿东西等)
地理认知	看不懂地图,在熟悉的地方迷路,记不住风景
相貌认知	看脸不能识人,但如果有声音、发型、服装、动作就能识别人

四、 功能恢复的可能性

如上所述,在唤醒下进行手术的病例中,术后早期会出现一过性的功能下降,但大多数情况下在 3 个月内恢复到术前水平,几乎不会留下严重的功能障碍[2,3]。另外,WHO Ⅱ/Ⅲ级的胶质瘤,术前功能正常时,术后 3 个月恢复正常的可能性很高[4]。但是,术后下降的功能恢复的时间因肿瘤的恶性程度、功能下降的原因和功能的种类而不同。例如,如果功能下降的原因是水肿,那么在水肿改善的同时会出现早期恢复。如果瘫痪和语言障碍的原因是辅助运动区综合征,那么就会迅速地恢复,多数情况下从数天到数周就能恢复(视频 14-1)[5]。另外,白质纤维很难发生功能代偿[6,7,8],特别是在神经功能网络中起中心作用的神经纤维受损的话,有可能留下后遗症。关于神经纤维是否损伤,可以使用纤维束成像评价。另外,对于高级别胶质瘤,由于在唤醒手术后进行的放疗和化疗有引起即时的和迟发性的功能下降的可能性[9,10],所以有必要将其同低级别胶质瘤分开考虑。

结语

高级脑功能检查需要时间,所以对患者和检查者都不是一件轻松的事。但为了患者早期顺利地回到家庭和社会,唤醒手术效果的验证是不可或缺的,当然,其对于脑科学的发展也很重要。关于术后恢复,目前还有很多没有弄清楚的地方。由于唤醒手术是能够在术前、术中、术后这3个时间点检查脑功能的唯一方法,今后,通过更多唤醒手术病例,可能会弄清楚术后脑功能恢复的机制。

小贴士

　　唤醒手术病例中,术中保留的功能在术后恢复的可能性很高。因此作者认为,即使出现术后一过性障碍,与其继续在所谓的训练室进行康复治疗,不如在状况允许的情况下,尽快让患者恢复原来的生活。因此,重要的是出院后进行动态评价,根据评价结果和患者的想法,传授职场和家庭的适应方法,帮助他们顺利地回归社会和继续社会生活。

参考文献

❶ Dewan MC, White-Dzuro GA, Brinson PR, et al. Perioperative seizure in patients with glioma is associated with longer hospitalization, higher readmission, and decreased overall survival. J Neurosurg. 2016; 125: 1033-41.

❷ De Witt Hamer PC, Robles SG, Zwinderman AH, et al. Impact of intraoperative stimulation brain mapping on glioma surgery outcome: a meta-analysis. J Clin Oncol. 2012; 30: 2559-65.

❸ Duffau H, Capelle L, Denvil D, et al. Functional recovery after surgical resection of low grade gliomas in eloquent brain: hypothesis of brain compensation. J Neurol Neurosurg Psychiatry. 2003; 74: 901-7.

❹ Nakajima R, Kinoshita M, Miyashita K, et al. Damage of the right dorsal superior longitudinal fascicle by awake surgery for glioma causes persistent visuospatial dysfunction. Sci Rep. 2017; 7: 17158.

❺ Krainik A, Duffau H, Capelle L, et al. Role of the healthy hemisphere in recovery after resection of the supplementary motor area. Neurology. 2004; 62: 1323-32.

❻ Duffau H. Does post-lesional subcortical plasticity exist in the human brain? Neurosci Res. 2009; 65: 131-5.

❼ Duffau H. The huge plastic potential of adult brain and the role of connectomics: new insights provided by serial mappings in glioma surgery. Cortex. 2014; 58: 325-37.

❽ Ius T, Angelini E, Thiebaut de Schotten M, et al. Evidence for potentials and limitations of brain plasticity using an atlas of functional resectability of WHO grade Ⅱ gliomas: towards a "minimal common brain". Neuroimage. 2011; 56: 992-1000.

❾ Klein M, Heimans JJ, Aaronson NK, et al. Effect of radiotherapy and other treatment-related factors on mid-term to long-term cognitive sequelae in low-grade gliomas: a comparative study. Lancet. 2002; 360: 1361-8.

❿ Douw L, Klein M, Fagel SS, et al. Cognitive and radiological effects of radiotherapy in patients with low-grade glioma: long-term follow-up. Lancet Neurol. 2009; 8: 810-8.

（刘晓亮　马超 译　李志强 审）

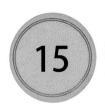

15 结语——对唤醒手术未来的展望

中田光俊

▶ **概述** ▶

唤醒手术今后将如何发展呢？作者将从改善点和发展的方向性来进行阐述。

一、改进点

在日本,唤醒手术处于黎明期,改进点还很多。个人认为,随着唤醒手术器械的不断开发,下述几个方面有望得到进一步的发展。可以预测,随着这些发展,唤醒手术将会变得更加成熟,可开展唤醒手术的医院也会越来越多。

1. MRI 图像的作图技术的改善

在术前计划中,有必要通过 MRI 图像对病变的局灶定位、通过弥散张量纤维束成像对病变和附近的神经纤维进行详细分析。特别是后者,能够用 3D 了解至今为止还不太为人所知的白质神经纤维的走向,对唤醒手术帮助极大。但目前的局限性是,在肿瘤周围水肿较强的部分不能描绘出白质神经纤维。另外,在描绘纤维交叉的部位上也有局限性[1,2]。例如,皮质脊髓束、胼胝体和上纵束等神经纤维交叉部位的绘制能力较差。另外,通过设置阈值,纤维束可以被任意地描绘出来。但用纤维束成像描绘出的轨迹终究只是设想,我们不能囫囵吞枣地理解描绘出的纤维,而要注意术中通过电刺激来确认。另外,现在图的绘制很大程度上受个人的技能所左右。神经纤维束知识丰富的人和贫乏的人所绘出的图像会完全不同。但是,在不久的将来,随着自动绘图软件的开发,个人差异、医院间的差异将会变得很小。随着图像技术的发展,术前预测模拟将会更加细致。

2. 测试任务的开发

目前,作者使用的高级脑功能测试任务是否是最合适的任务,我们尚不清楚,实际上我们目前也还处于摸索的阶段。运动功能、躯体感觉功能、视觉功能分别与锥体束、感觉通路、视束一一对应,神经通路的电刺激会造成单一功能障碍或诱发症状。但是,高级脑功能不是这样一一对应的情况很多。一种测试任务可以反映多个功能的情况,或者多个测试任务在同一个地方显示阳性结果的情况都有。现在我们的做法是,多熟悉这些问题点,进行术中的任务判断,而今后仍有必要开发特异度更高的测试任务。因此,只有在高级脑功能研究者的协助下,一边反复试验一边改进,才能摸索出更好的测试任务。另外,现在测试任务的选择和方法因医院而异,还没有统一的标准。终有一天各医院会使用相近的高精度测试任务,届时统一的唤醒手术将成为现实。

3. 培养测试任务执行人员

　　唤醒手术的关键是手术者和测试任务执行者之间的合作。手术者必须配合测试任务执行者的指令适时地进行电刺激。由于电刺激的时机需要术者和任务执行者心有灵犀的沟通,所以手术者和任务执行者之间的良好合作是非常重要的。任务执行者最好是熟悉功能障碍判断的神经内科医生、作业治疗师、语言听力康复师、临床心理师,但在有些医疗机构没有这些专业的工作人员,而是由神经外科医生来实施。任务执行者必须训练自己准确把握不同测试任务的功能受损的特征或种类。对于任务执行者来说,重要的不仅是回答的正误和任务能否完成,还有通过细致观察包括回答的速度和自觉症状在内的患者反应,来捕捉微妙的阳性结果。在唤醒手术这样特殊的场景下,培养能够瞬间判断患者反应的任务执行者,有助于今后本手术的进一步发展。

4. 明确真正需要唤醒手术的病例

　　在运动区、感觉区、视觉区的定位中呈阳性反应部位的切除,会直接导致相应功能的永久性障碍。但是,在高级脑功能任务中,呈阳性反应部位的切除并不一定会直接导致永久性的功能障碍。关于高级脑功能,即使在术后出现一过性的功能障碍,功能恢复的概率也很高[3-5]。如果功能确实能恢复的话,则可以认为没有必要在术中调查功能所涉及的局部定位和予以保留。有必要通过术后长时间的定期检查,通过观察高级脑功能的变化过程,来明确高级脑功能恢复的特征。目前尚不清楚哪些是可恢复的高级脑功能,哪些是难以恢复的高级脑功能。作者的解析发现,视空间认知功能、工作记忆一旦出现障碍就很难得到改善[6,7]。这样的功能适用于唤醒下监测。另一方面,处理速度、流畅性、社会性认知功能,术后急性期的障碍在慢性期恢复的可能性很高[7]。关于这些功能,几乎没有必要进行唤醒下监测。而且,对于高级脑功能,有必要明确导致永久障碍的功能中心部位的损伤,以及大概率促使功能恢复的部位的损伤。图像统计分析技术在不断进步,我们认为,通过将术前术后的 MRI 图像和患者的症状变化进行组合分析,该问题可以逐渐明确。

5. 未知脑功能的阐明

　　有时患者本人、家属或者医疗人员在术后会感觉到某种异样,但通常的神经心理学检查却无明显异常。如果感觉到这种"异样"的功能障碍会对患者术后生活质量产生影响的话,在唤醒下手术中可能需要保留功能。随着脑科学的进步,脑功能的理解进一步推进,如果确立与之相对应的术中任务的话,唤醒手术的水平就会大大提高。

二、发展方向

唤醒下功能定位可以实时获取在全身麻醉手术中无法获得的脑功能信息。这给脑神经外科手术带来新的思路,有望提高外科手术效果。另外,唤醒手术是能够直接接近人的活脑的唯一手段,从本手术中可以得到很多新的科学见解。今后以唤醒手术为起点,脑科学研究将会有很大的进展。通过各种研究领域研究人员的合作,集中各人智慧,集思广益,在学术上一定会有更大的进步(**图 15-1**)。特别是对以下这些研究领域会产生影响。但是,唤醒手术的本质目的是通过安全、可靠地切除病变,提高患者利益,科学的发展只是衍生物。参与唤醒手术的医疗人员要时刻铭记这一点,不要实施以研究为目的、对患者可能不利的多余的电刺激和多余的测试任务。

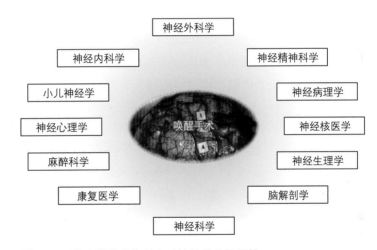

图 15-1 以唤醒手术为起点对神经科学的贡献

1. 脑部手术的概念

迄今为止,脑手术一直重视作为功能定位标准的解剖学指标。另一方面,在唤醒手术中,功能定位可以不依赖解剖学指标而直接实时地了解脑功能。从脑功能保留的目的出发,可以科学地划定外科治疗脑病变时的明确切除界限。特别是在胶质瘤的切除手术中,"不以解剖学指标作为切除界限,而以术中鉴定的功能定位为指标",可能会从根本上扭转手术指南的规范。

2. 脑功能定位

在唤醒手术中,通过在唤醒下电刺激人的神经纤维,一过性地阻断神经回路,或者通过使其兴奋,可以直接检查脑功能。通过本方法,可以明确至今未知的人脑功能。

3. 脑的可塑性

"脑的可塑性"是20世纪70年代提出的一个比较新的概念,它认为脑可以重新组合神经细胞之间的连接结构,以适应环境,并保持这种变化[8]。在发育期的脑中可以观察到明显的脑的可塑性。众所周知,在成人脑中缓慢进展的脑肿瘤,会由于脑的可塑性而引起神经回路的重组[9]。另外,术后的脑功能障碍在慢性期会出现恢复的情况,也是由脑的可塑性引起的。但是还不清楚这种脑的可塑性是由新的神经回路发挥作用引起的[3],还是解剖学上本来存在但没有发挥作用的神经纤维,通过附近脑的慢性伤害性刺激代偿性地发挥了作用,还是新形成的神经纤维构成了新的神经网络。通过对唤醒手术病例的详细功能评价、图像统计分析、解剖学观察,以及通过唤醒手术的直接证明,可以弄清脑的可塑性相关神经回路重组的详细情况。

4. 脑功能网络

在脑科学领域中,"图论"(Graph Theory)备受关注。该理论认为,脑由邻近的脑构成功能单位通过多个神经纤维连接起来并有机地进行活动[10](**图15-2**)。唤醒手术可能会给至今尚未明确的脑功能网络的研究带来突破。

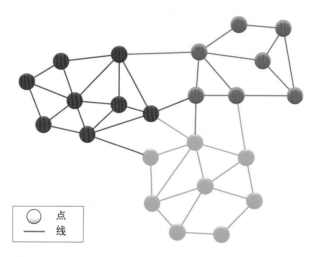

图 15-2　图论
在图表理论中,用点(node)和线(edge)来表现网络。承担脑的特定功能的区域由多个点构成,功能单位通过线与其他功能单位相连接,建立综合的脑功能。

小贴士

通过唤醒手术,在保证功能保留的同时,还可以提高病变切除率。本手术方法不仅对医疗有直接的帮助,还有望对脑科学研究做出贡献。希望与本手术相关的医疗人员和研究人员基于这一观点,在手术中努力探明神秘的器官——"脑"。

📖 参考文献

❶ Jones DK. Studying connections in the living human brain with diffusion MRI. Cortex. 2008; 44: 936-52.

❷ Dell'Acqua F, Catani M. Structural human brain networks: hot topics in diffusion tractography. Curr Opin Neurol. 2012; 25: 375-83.

❸ Duffau H, Capelle L, Denvil D, et al. Functional recovery after surgical resection of low grade gliomas in eloquent brain: hypothesis of brain compensation. J Neurol Neurosurg Psychiatry. 2003; 74: 901-7.

❹ van Dellen E, Douw L, Hillebrand A, et al. MEG network differences between low- and high-grade glioma related to epilepsy and cognition. PLoS One. 2012; 7: e50122.

❺ Groshev A, Padalia D, Patel S, et al. Clinical outcomes from maximum-safe resection of primary and metastatic brain tumors using awake craniotomy. Clin Neurol Neurosurg. 2017; 157: 25-30.

❻ Kinoshita M, Nakajima R, Shinohara H, et al. Chronic spatial working memory deficit associated with the superior longitudinal fasciculus: a study using voxel-based lesion-symptom mapping and intraoperative direct stimulation in right prefrontal glioma surgery. J Neurosurg. 2016; 125: 1024-32.

❼ Nakajima R, Kinoshita M, Miyashita K, et al. Damage of the right dorsal superior longitudinal fascicle by awake surgery for glioma causes persistent visuospatial dysfunction. Sci Rep. 2017; 7: 17158.

❽ Des Rosiers MH, Sakurada O, Jehle J, et al. Functional plasticity in the immature striate cortex of the monkey shown by the [14C]deoxyglucose method. Science. 1978; 200: 447-9.

❾ Hayashi Y, Nakada M, Kinoshita M, et al. Functional reorganization in the patient with progressing glioma of the pure primary motor cortex: a case report with special reference to the topographic central sulcus defined by somatosensory-evoked potential. World Neurosurg. 2014; 82: 536. e1-4.

❿ Chiang S, Haneef Z. Graph theory findings in the pathophysiology of temporal lobe epilepsy. Clin Neurophysiol. 2014; 125: 1295-305.

（张捷 译 李志强 审）